MEDIZIN TROPFENWEISE

IMPRESSUM

Herausgeber und Texte: Dr. Siegbert Kardach
Grafische Gestaltung: Lothar Freund
Druck: Druckhaus Gera GmbH
Verlag: Peter-Stein-Verlag Weimar, Internet: www.peter-stein-verlag.de

SIEGBERT KARDACH

MEDIZIN TROPFEN WEISE

APHORISMEN UND ANDERE BEOBACHTUNGEN

Ausgewählt von Wolfgang Leißling
Mit Zeichnungen von Ioan Cozacu (NEL)
und Hans-Jürgen Starke

PETER-STEIN-VERLAG WEIMAR

MEINEN ELTERN IN DANKBARKEIT GEWIDMET

Für die literarische Beratung und Auswahl der Texte bin ich
Wolfgang Leißling herzlich verpflichtet.

Mein Dank gilt Lothar Freund,
Siegfried Gramm, Ioan Cozacu und Hans-Jürgen Starke
für ihre künstlerischen Beiträge
sowie dem Peter-Stein-Verlag unter Kurt Kalischke
für die technischen Aufwendungen.

Nicht zuletzt bedanke ich mich bei den Herren Walter Vogelsang
und Dr. Michael Scholl
für die Unterstützung bei der Produktion dieses Buches.

Erfurt, Oktober 2009 Siegbert Kardach

MIT FRÖHLICHER ERNSTHAFTIGKEIT VERORDNET

Von Wolfgang Leißling

Man mutmaßte es schon in altgermanischer Zeit, dass aller guten Dinge drei sind, wenngleich der Spruch original „Aller guten Thinge sind drei" lautete und mit dem Thing jene Ratsversammlung meinte, bei der nur zu oft auch Recht gesprochen wurde. Im vorliegenden Büchlein, aus über 1000 nach Klebekladden zu sommerlichen Temperaturen im heimischen Garten ausgewählten Aphorismen eines Weißkittels, ist gleichfalls von Recht und (zwangsläufig) von Unrecht die Rede. Nicht mit feierlichem Ernst, allerdings gleichwohl humorig und zeigefingerfrei. Offeriert wird dem geneigten Leser der frischgeborene Drittling eines sich in der Dichtkunst bescheiden übenden Medizinpensionärs, der bei aller vorgetragenen Bedenklichkeit mit seinen Gedankensplittern nicht zum Besser-Weiß-Kittel mutierte. Denn: Wehe dem, der aus der Welt fällt.
Es mag weither geholt klingen, aber manche der „eigenen Wahrheiten" des als solchen wohl bekannten „lieben jungen" Freundes, des Medizinalrates Dr. med. Siegbert Kardach (Jahrgang 1940), klingen durchaus ein wenig nach jenen Wahrheiten, die – frei nach Kant – im Sinne einer allgemeinen Gesetzgebung gelten könnten.
Also auf zum dritten Anstoß. Nach dem aphoristischen Erstling „Befunde und Diagnosen" und den folgegeborenen „Befindlichkeitsstörungen" verteilt der in Breslau in die Welt gehobene nun „Medizin tropfenweise" frei Haus. Diesmal als „Aphorismen und andere Beobachtungen". Die bunte, vielgestaltige Mixtur eines Zuversichtlichen, der aber kein Optimist sein muss.
All seinen handlichen Editionen gleich ist, dass sich hier ein am wahren Leben, seinen Patienten und sonstigen Mitbürgern geschulter Diagnostiker als „amoralischer Moralist" und „Demokratieverteidiger" versucht. Dies gerade auch in Zeiten, da wir „bis zum Hals im Kapitalismus" (Heiner Müller) stecken. Der Autor hält in höchster Subjektivität einen Spiegel vor, in dem er durchaus ebenso sich selbst sieht. Nichts Menschliches war schon dem Geheimen Rat von Goethe fremd, warum sollte es unsereinem besser gehen in Zeiten „blühender Landschaften" und politisch beschworener sogenannter „Schnittmengen" zwischen den Parteiakteuren. Wahrnehmung hat höchste Priorität ebenso wie alles Denken, das für Hanna Ahrendt eben ein Nachdenken der Sache wegen war.

Kardach – sichtlich besorgt um unser Allgemeinwohl – kommt mehr oder weniger direkt zur Sache und empfindet sein Brevier der „reifen Lebenskenntnisse" durchaus als poetisches Nagelbett, gerade angesichts manch eingerichteter bürgerlicher Beschaulichkeit. Denn: Es gibt doch genug anzumerken im Allgemeinen und im Thüringisch-Besonderen. Kardach, der seit 1991 als niedergelassener Internist in Erfurts

Schillerstraße ebenso gern den Patienten, Sport- und sonstigen Freunden nicht selten auch mit psychotherapeutischen Neigungen und einem ausgeprägten Hang zum Monologisieren zu kurieren suchte, verlängert mit diesem Büchlein unsere Lebens- und verkürzt damit zugleich manche Wartezeiten in Ämtern oder bei Berufskollegen. Wo immer der Lesende zu solchen Mixturen aus Aphorismen, Sentenzen und heterogener Kurzprosa – die politische Probleme keinesfalls aussparen – greift, entbietet der Aphoristiker geistigen Beistand, wie er ihm einst durch seinen medizinischen Lehrer Professor August Sundermann, auf der Berliner b.a.t.-Bühne unter der Ägide von Wolf Biermann oder während der über 40-jährigen Erfahrungen bei den Freizeitkickern des FC Adipositas gewährt wurde. Auch Rudi Michel, der Souverän der deutschen Sportreportage, war ihm und seinen Aussagen stets wohlwollend verbunden.

Das Wesentliche, „das Sie schon immer gedacht haben", schrieb er kurzweilig auf – mit viel Vorder- und Hintersinn und zielend auf das Glück „als unsere wichtigste Verabredung". Auf dem Weg zu solcher Entfaltung – seit Jahren nachlesbar im Feuilleton der „Thüringer Allgemeine" – mag er sich manchmal als Don Quichote fühlen, der mit Wortlanzen gegen Lieblosigkeit und Unvernunft, alte und neue Demagogen oder die mit der Wende reüssierende Bürokratie zu Felde zieht und sich besonders mit jenen anlegt, die sich nicht um Recht und Moral scheren. „Wehret den Anfängen" ist eines der gar nicht streng geordneten Kapitel zwischengetitelt. Dabei freilich empfiehlt er mit fröhlicher Ernsthaftigkeit, zunächst Abstand zum Alltäglichen zu halten und sich dann aber aus der Anonymität als „Hort der Feigheit" zu emanzipieren.

Er kann Tinte nicht halten, wenn es ihm ankommt, so wie es der Altmeister der „Sudelbücher" Georg Christian Lichtenberg vormachte. Daraus folgt, „alles anzuzweifeln" und eben den nötigen Wind zu machen. Denn nur so lässt sich beeinflussen, dass beispielsweise Mitläufer nicht allzu oft als Erste am Ziel sind. Kardach setzt darauf, dass sich die meisten Menschen trotz allem zum Guten manipulieren lassen. Es sei doch so: „die Vernunft kommt mit dem Schmerz." Der Wortwirker erinnert uns von daher an die griechische Katharsis, weil sich längst gezeigt hat, dass die Schweigsamen zu oft überschätzt werden. Weshalb sich für diesen Drittling der Auswähler und der Autor mit Hans-Jürgen Starke (Rudolstadt) und NEL (Ioan Cozacu, Erfurt) zwei wackere, medienerfahrene und wiederholt ausgezeichnete Karikaturisten ins aphoristische Narrenschiff geholt haben. Dies, damit uns die letzten Wahrheiten auf großer Fahrt noch sinnfälliger in satirischer Optik einleuchten. Beiden Zeichnern gemeinsam sind dabei humorige und witzige Bildideen, die in Aussage, Strich und Komposition immer auch ihren künstlerischen Eigenwert zu behaupten wissen. Die grafische Gestaltung lag in den bewährten Händen von Lothar Freund aus Erfurt, der bereits bei erwähnten „Befindlichkeitsstörungen" künstlerischer Partner war, ergänzt durch die Mitarbeit von Siegfried Gramm als fachkundiger Koordinator.

Schließlich: Mit diesem Büchlein könnte so manche Wundheilung klappen trotz oder auch wegen des hierzulande verordneten Gesundheitsfonds. Als Mitglied des Bundesverbandes Deutscher Schriftsteller-Ärzte erscheint es dem Mediziner Siegbert Kardach ein besonderes Anliegen, dabei zu helfen. Und vielleicht wäre gar ein Thomas Bernhard zu besänftigen, der einst den Aphorismus nur geeignet fand für „Halbphilosophen", den „Krankenschwesternnachttisch" oder als „Wartezimmerspruch". Denn „Neigung der Menschen, kleine Dinge für mehr zu halten, hat viel Großes hervorgebracht" (Lichtenberg, „Sudelbücher", Heft G, 234).

„Trittbrettfahrer besitzen überall Freifahrtscheine", merkt Kardach skeptisch an. Die Lektüre seiner dritten Wort-Meldung bezeugt, dass er selbst weder Schwarzfahrer noch Schwarzseher ist, sondern einer, der den Aphorismus seinen Freund nennt. Und da man gute Freunde nicht so leicht verliert, ist es nicht ausgeschlossen, dass aller guten Dinge ausnahmsweise nicht nur drei sind. Die Viererlei-Tropfen wollen ja ohnehin noch erfunden werden.

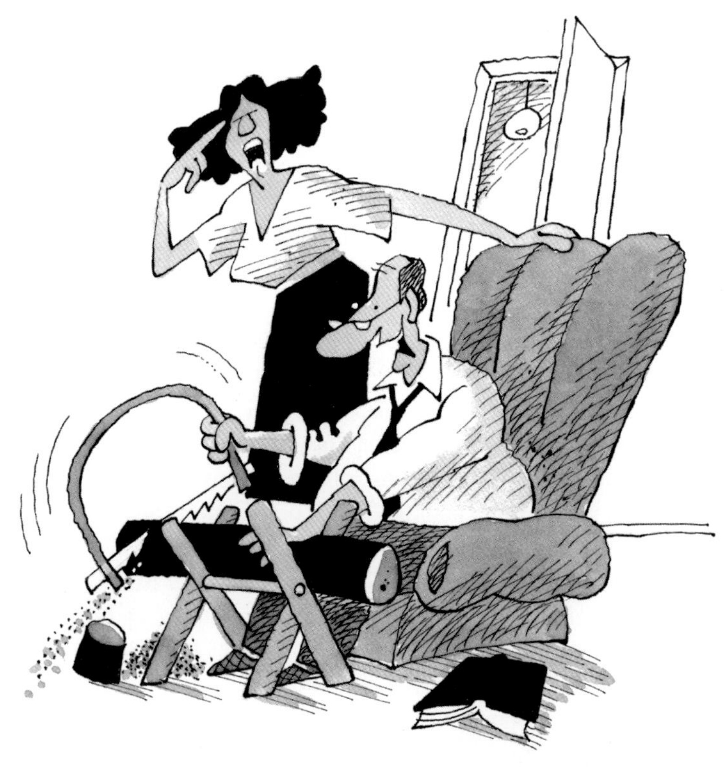

„IMMER NUR LESEN IST DOCH LANGWEILIG!"

DER APHORISMUS

ist das Wesentliche,
das Sie schon immer gedacht
und andere aufgeschrieben haben.

Der gesunde Menschenverstand
ist leider nicht Leitlinie der Weltordnung.

•

Der Aphorismus erscheint uns wie ein vertrautes Buch,
dessen Inhalt uns lange bekannt ist und von dessen Wahrheitsgehalt
wir schon immer überzeugt waren.

•

Der Aphorismus ist das Wesentliche,
das Sie schon immer gedacht und andere aufgeschrieben haben.

•

Der Aphorismus ist eine literarische Diagnose ohne Therapie.

•

Aphorismen sind wie Granaten:
Sie schlagen ein – und manche von ihnen explodieren erst später.

•

Der Aphoristiker ist ein Dünnbrettbohrer
der kleinen literarischen Philosophie.

•

Ohne Abstand keine Übersicht.

•

Typisch deutsch:
Jeder, der nicht gemeint ist,
fühlt sich angesprochen.

Über Dinge, die wir nicht genau kennen,
sprechen wir am liebsten.

•

Eine gemeinsame Sprache führt zu einem gemeinsamen Verständnis.
Sie ist der einfachste Weg zu Identität und Integration.

•

Wer über seine Probleme nicht sprechen kann,
bleibt unverstanden.
Wer über seine Probleme nicht sprechen will,
verliert Freunde.

•

Sprache ist der sensible Seismograf
von Persönlichkeit und Gesellschaft.

•

Romantik ist die wärmende Fantasie
vor dem Erlebnis.

•

Ratschlag für Eilige: Nimm dir Zeit für die Zeit.

•

Wer die teuerste Brille trägt,
muss noch lange nicht richtig sehen können.

•

Viele, die sich um Recht streiten,
suchen nicht das Recht, sondern ihren Vorteil.

Neuzeitliches vom Wiegen und Messen:
Inhaltslosigkeit gewinnt immer mehr an Gewicht.

•

Die ewig Klagsamen,
von großer Weltreise heimgekehrt, klagen nunmehr leiser.

•

Die Lüge ist offiziell geächtet.
Als politische Unwahrheit erscheint sie uns zwar geläufiger,
aber nicht erträglicher.

•

Zorn und Verklärung trüben den Blick.

•

Der Scheinheilige strebt nicht selten noch nach einem Heiligenschein.

•

Schlechte Vorbilder wachsen am schnellsten nach.

•

Wer den Augenblick nicht lieben kann, kann nicht genießen.

•

Zeit, mit der man etwas anfangen kann, ist Freiheit.

•

Wenn die Anarchie hofiert wird, hat die Demokratie
ihre beste Zeit schon hinter sich.

Einsicht ist eine Frage der Intelligenz und nicht der Schulbildung.

•

Liebe, Treue, Freiheit sind die am
häufigsten missbrauchten Begriffe unseres Sprachschatzes.

•

Nicht die Ideale, die Menschen enttäuschen uns.

•

Erst wenn Ideale zu Ideologien gepresst werden,
verlieren sie an Wert.

•

Selbstgerechtigkeit, Selbstmitleid und Selbstgefälligkeit –
drei innig verbandelte deutsche Schwestern.

•

Eine Gesellschaft, die ihren geistigen Protagonisten
die Autorität nimmt, wird bald selbst nicht mehr ernst genommen.

•

Mit der bestechenden Klugheit nach einem Ereignis
können nur wenige angemessen umgehen.

Nur dagegen zu sein, halten manche schon für Widerstand.

•

Manche wollen einen guten Rat
und haben dann nicht mehr die Zeit, sich diesen anzuhören.

Mit traurigen Nachrichten können wir leben,
wenn wir sie nicht erleben.

•

Positive Zwischentöne bereichern die Musik des Alltags.

•

Manche brechen nicht ihre Prinzipien.
Sie verändern sie nur.

•

Werteverfall beginnt mit Wertevergessen.

•

Die ewig Unzufriedenen haben selten
bessere Lösungen anzubieten.

•

Widerstand ohne Widerstand ist kein Widerstand.

DAS GLÜCK

ist unsere wichtigste Verabredung

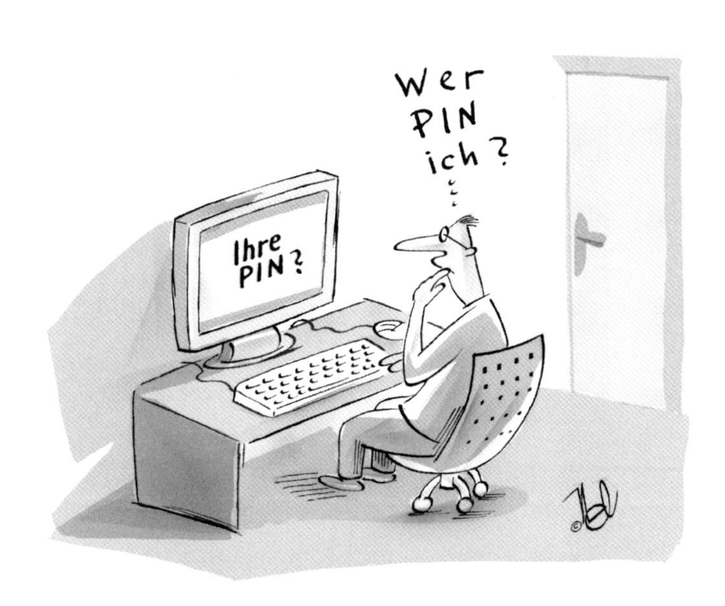

Glück macht weniger glücklich,
wenn auf dem Weg dahin zu viel Zeit vergeht.

•

Dort, wo fast alles gefunden ist, verliert sich
die Freude am Suchen.

•

Wunder, denen nicht nachgeholfen wird,
gibt es kaum noch.

•

Materieller Mangel erzieht im Regelfall produktiv.
Mangel an Liebe, Geist und Bildung bewirkt das Gegenteil.

•

Unglück: Wenn wir mit dem lang ersehnten Glück
nichts mehr beginnen können.

•

Konstruktive Grundhaltung:
Dem Neuen aufgeschlossen, dem Alten nicht versagt.

•

Wer weich fällt, denkt selten ans Aufstehen.

•

Relativität:
Selbst Persönlichkeiten von Weltgeltung
werden zu Hause mit der Messlatte
der Familie gemessen.

Gemeinwohl:
Wer sich selbst erhält, erhält auch andere.

•

Lieber mit Wenigem zufrieden
als mit Vielem unglücklich.

•

Trauriger Reigen: Viele Blumen
schmücken sich aufwändig für ihren einzigen Frühling
und sterben dann unbeachtet.

•

Falsche Vorstellungen vom Glück
lassen uns nur selten glücklich werden.

•

Wer sich nicht mehr wagt,
einen schönen Traum zu träumen,
bleibt ein armer Realist.

•

Jeder hat das Recht auf Unglücklichsein,
wenn er dabei glücklich ist.

•

Zum eigenen Glücklichsein gehört auch die Toleranz
gegenüber dem Glück des anderen.

Bescheidene Glücksmomente:
Wenn ich erschöpft von einem zehrenden Tag
den Briefkasten öffne
und weder Mahnungen einschlägiger Ämter,
Geldinstitute und Versicherungen,
noch todsichere Tipps für Steuerersparnis,
Konsum und fiktive Lottogewinne vorfinde.
An solchen Abenden geht es mir
relativ gut.

•

Wählen wir freiwillig, was uns nicht zufrieden macht,
empfinden wir das kaum als Unglück.

•

An unserem Pech werden wir immer zweifeln.
Am Glück kaum.

•

Glück ist, wenn man das eigene Glück erkennt
und damit zufrieden ist.

•

Enttäuschungen ergeben sich aus unrealistischen Erwartungen.
Doch Menschen ohne Erwartungen sind fast tot.

•

Fleiß aus Überzeugung ist eine seltene Naturgabe.

•

Glück kann nur dem begegnen,
der sich nicht einmauert oder ständig vor ihm davonläuft.

Wer mit allem zufrieden ist, macht sich verdächtig.
Wer mit allem unzufrieden ist, erscheint mir verdächtiger.

•

Glück ist, wenn noch Zeit für das Leben bleibt.

•

Alle suchen Glück, Freude und Wahrheit.
Aber keiner ist mit einer Wahrheit glücklich,
die ihn nicht erfreut.

•

Wer selbst nicht leuchten kann,
sollte wenigstens reflektieren können.

•

Und wenn es nur noch Millionäre gäbe,
so wären die weniger Reichen unter ihnen auch unzufrieden.

•

Wer sich vor der Pforte des Paradieses streitet,
hat den Einlass nicht verdient.

•

Es gibt angenehme Schwebezustände,
die nur unterbrochen werden,
weil man gerade unsanft gelandet ist.

•

Wenn man glücklich ist, ist man auch dort glücklich,
wo es dunkel ist und regnet.

Manche verderben uns mit ihrer guten Laune
unseren schönen miesen Tag.

•

Wer das Richtige tut,
kann an Erklärungen sparen.

•

Die Antennen der Neugier sind die beweglichsten.

•

Die Ausbildung zum Menschen geschieht selten
und ist unbezahlbar.

•

Bequem und harmoniesüchtig,
hinterfrage ich vieler
Menschen Verhaltensweisen nicht.
Ich habe schon Angst,
mich selbst zu entdecken.

•

Nur das Messbare bleibt in Erinnerung:
Moralische Leistungen bedingen selten Dankbarkeit
oder gar einen Schuldschein.

•

Man gibt nicht immer nur dem Kellner,
sondern einer erlebten glücklichen Stunde Trinkgeld.

Viele lassen eine gute Partie aus
und müssen sich später
mit Partieware begnügen.

•

Kein Glück zu haben, ist noch kein Unglück.

•

Luxus: die Entbehrlichkeiten des Alltags.

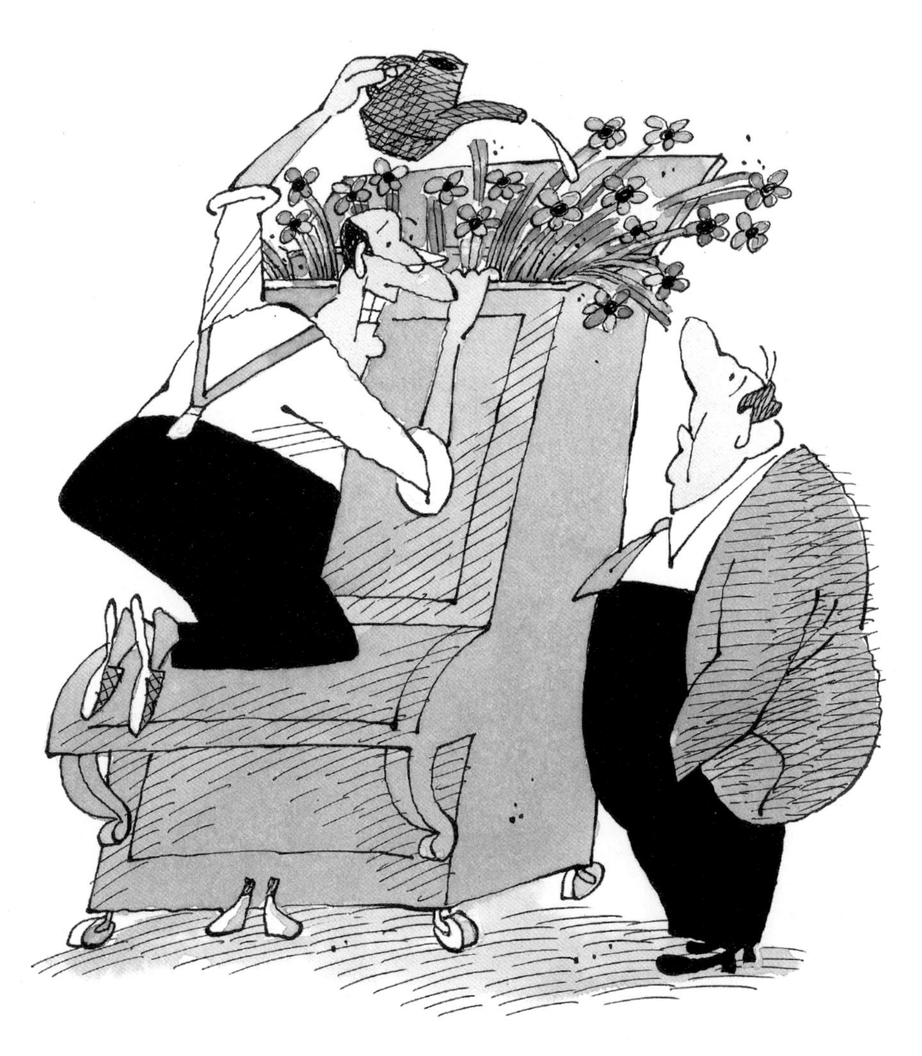

„WENN ICH NICHT IRRE, IST DAS IN DER DEMOKRATIE ERLAUBT!“

Gefahr:

EINE DEMOKRATIE,

die einschläft,
wacht eines Tages nicht mehr auf.

Ein gesunder Büroschlaf beugt Amtsmüdigkeit vor.

•

Mangel an Geld sanktioniert nicht mangelnde Erziehung.

•

Geschichte nennen wir vorwiegend
das, was wir sehen und bewahren
wollen und nicht immer das,
was sich ereignet hat.

•

Privilegien werden ererbt, erkauft oder im Sonderfall erarbeitet.

•

Egoismus – so edel er auch etikettiert wird –
kann nur auf Kosten anderer
befriedigt werden.

•

Triebkräfte der Demokratie:
Demokratie ist die Summe aus Gasgeben
und Bremsen, aus Gasgebern und Bremsern
und den Qualitäten von Steuermännern,
die in zunehmender Weise kluge Frauen sind.

•

Wenn der Zeit große Idole fehlen, werden die kleinen künstlich vergrößert.

•

Mitläufer sind oftmals die Ersten im Ziel.

Divergenz: Die Würde des Menschen ist unantastbar.
Jedoch der Mensch an sich.

•

Die furchtlosen Weltverbesserer, die auf sattem Boden
hungrige Ideen propagieren,
sollten diese dort – wo es unbequem ist –
auch konsequent durchsetzen.

•

Bauernopfer kommen selten aus der Landwirtschaft.

•

Besser mit vollem Munde reden
als mit leerem Kopf.

•

Militante Proteste für ein gutes Ziel zerstören
den Glauben an das Ziel.

•

Seherische Fähigkeiten zu besitzen,
bedeutet manchmal nur, dass man nicht blind ist.

•

Ein Vorbild ist schon der,
der mancher Versuchung widerstehen kann.

•

Zwischen dem Verschweigen oder dem Zugeben
eines Irrtums liegt die persönliche Glaubwürdigkeit.

Die Weisheit des Schweigsamen ist schlecht messbar.

•

Eine Demokratie, die nicht vordergründig glänzt,
kann durchaus eine glänzende Demokratie sein.

•

Die Schwäche der Demokratie:
Jeder kann jedem in den Arm fallen, bevor er dem anderen in den Rücken fällt.

•

Machtverlust schmerzt manche mehr als Geldverlust.

•

Im Sonderfall kann auch Neid Bestandteil revolutionärer Unzufriedenheit sein.

•

Wer sich ehrlich und anständig vermummt,
hat nichts Böses zu verbergen.

•

Wer seine Maßstäbe an eigenen Unzulänglichkeiten orientiert,
wird selten sehr hohe ansetzen.

•

Der Begriff Freiheit – nicht kritisch gebraucht –
ist ein Hort permanenter Missverständnisse.

•

Demokratie ist ein Feuer, das ohne Hilfe aller nicht brennt.

Eine Mauer im Kopf ist stabiler als die vielen Bretter davor.

•

Charakterfrage: Auch unter widrigsten Umständen
ist dem Menschen die Fähigkeit gegeben,
menschlich zu sein und so zu handeln.

•

Vieles im Leben können wir nachträglich verändern.
Nur nicht unsere wahre Biografie.

•

Es gibt bedauernswerte Menschen,
die können nicht – ohne sich zu verstellen –
freundlich sein.

•

Bewusstes Missverstehen und unsachliche Unterstellungen sind
die Eckpfeiler unersprießlicher Dialoge.

•

Eine Zeit, die sich geistig immer inhaltsloser präsentiert,
produziert notgedrungen Primitivität und Gewalt,
um ihre Hohlräume auszufüllen.

•

Mut bedeutet unter Umständen schon,
mutig zu denken.

Helden werden nicht immer die, die für ein Ideal
in der Schlacht gestorben sind,
sondern die, die es geschafft haben,
zu überleben.

•

Verfremdung und Entfremdung: Die etablierte Bürokratie
macht auch Dinge zur Geheimwissenschaft,
die gestern noch allen verständlich waren.

•

Machtpolitik: Wer eigene Pfründe sichern will,
kräht laut nach Abbau fremder.

•

Wenn auf Dauer Demokratie der Demokratie schadet,
ist bald nicht mehr Demokratie.

•

Die Anonymität ist der Hort der Feigheit.

•

Nach jeder Revolution werden im Zuge
der neuen Ämterverteilung vornehmlich jene vergessen,
die sich nicht rechtzeitig für höhere Aufgaben
angemeldet haben oder in den alten Strukturen
keine bedeutsame Rolle spielten.

•

Licht ist mehr als keine Finsternis.

Die Freiheit, sich absolut auszuleben,
erweitert das Leben nur relativ.

•

Wer mit großer persönlicher Freiheit
nichts Produktives anfangen kann,
engt irgendwann die Freiheit anderer ein.

•

Dankbarkeit ist ein ständiges Sich-erinnern-können.

•

Gemeinsame Feindschaften
können die Grundlage
poröser Freundschaften
werden.

•

Demokratie gestalten und von Fall zu Fall erdulden,
muss erlernt und ständig geübt werden.

•

Klinischer Trost: Die kranke Bundesrepublik Deutschland ist immer noch
wesentlich vitaler als die tote DDR.

•

Vorteile, die wir uns nicht erarbeiten müssen,
sollten wir vorsichtig genießen.

•

Die schlimmsten sind die unsichtbaren Fehler.

Geht es den Menschen immer besser,
geht es ihnen irgendwann nicht mehr gut genug.

•

Eine Gesellschaft ohne vernünftige Maßstäbe
ist weder leistungsbereit, noch
leistungsfähig.

•

Zwischen Kadavergehorsam und Anarchie
müsste es noch eine vernünftige Form der allgemeinen
Disziplinierung geben. Zum Beispiel eine straffe,
aber nicht rigide Demokratie.

•

Der schweigende Protest vieler imponiert mehr
als die protestierende Randale weniger.

•

Protest darf nicht alles. Auch er ist
an Verhältnismäßigkeit gebunden.
Ist er gerecht, darf er allerdings
verhältnismäßig mehr.

•

Das Wesentliche muss auch prägnant gesagt werden.
Erläuterungen dazu dürfen etwas länger sein.

•

Wer von anderen die Quadratur des Kreises fordert,
ist vielleicht ein begabter Mathematiker,
aber keinesfalls ein aufrichtiger Mensch.

Unsere eigenen Unredlichkeiten vergleichen wir gern
mit denen von Übergeordneten.
Geläutert stellen wir fest,
dass wir relativ moralisch sind.

•

Es gehört wenig Mut dazu, in einer zahnarmen Demokratie
aufrechten Ganges zu zündeln.

•

Mit geistig Reichen kann man auf engstem Raum in einer
Strohhütte leben. Mit geistig Armen nicht in einem Palast.

•

Der Dumme verallgemeinert,
der Gescheite differenziert.
Manchmal zu viel.

•

Im seltenen Fall können wir einige Leben
nebeneinander her leben.
Wer dies tut, beruft sich auf das unumstößliche Gesetz,
nicht mehrere Leben hintereinander leben zu dürfen.

•

Werteverfall: Früher tanzte man noch um das goldene Kalb,
heute schon um eiserne Ochsen.

•

Freiheit, bewusst aus Kosten anderer gelebt,
bringt nicht nur relative Unfreiheit für diese,
sondern stellt auch eine indirekte Unterdrückung dar.

Revolutionäre Veränderungen müssen nicht immer
über Revolutionen erfolgen.
Ein wenig Vernunft würde oftmals ausreichen.

•

Auch Gewalt für den Frieden ist nicht friedlich.

•

Wahlversprechen sind oft nur
Versprechen 2. Klasse.

•

Der Alleinvertretungsanspruch von Religionen und Ideologien
bezeugt deren Unaufrichtigkeit und Schwäche.

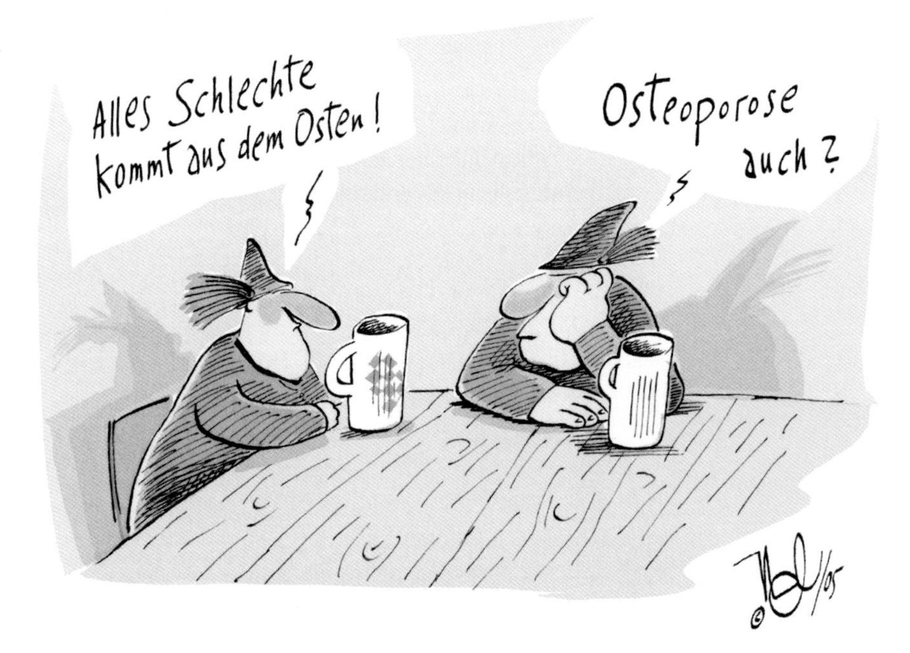

Bevor ein System den Boden
unter den Füßen verliert,
wächst seine

BÜROKRATIE

noch ins Bodenlose.

Toleranz bedeutet keinesfalls Prinzipienlosigkeit.
Bei der Durchsetzung von Prinzipien
scheint allerdings ein gewisses Maß an Toleranz sehr nützlich.

•

Despoten
– zahnlos geworden –
erregen leider mehr Mitleid als Abscheu.

•

Es gibt auch den überaus lebendigen
Opportunismus der Verweigerung von allem.

•

Müdigkeit und der Wunsch nach Verdrängung
weben emsig die Schleier des Vergessens.

•

Weltweites Motto aller Parteien vor jeder Wahl:
Wir lieben euch doch alle!

•

Flexibles Gedächtnis:
Viele Menschen können sich plötzlich
nicht mehr erinnern.
Die einen, weil sie so alt sind und die anderen,
weil sie so jung waren.

•

Je höher die Schanze,
desto weiter der Flug.

Wenn moralische Zwerge
Revolution machen,
wird danach die Moral nicht größer sein.

•

Es gibt Menschen,
deren Gesicht ähnelt einer ständigen Anklage gegen alle
wegen unterlassener Hilfeleistung.

•

Amt und Verstand kommen oft nicht zueinander.

•

Kluge Gedanken anderer
stehen uns gut zu Munde.

•

Jede Zeit hat ihre Märtyrerquoten.

•

Den Toleranzfressern wird Konsequenz
und Durchsetzungsvermögen bescheinigt.

•

Das Abschaffen geliebter Feindbilder grenzt an Bilderstürmerei.

•

Alles zu begründen und alles zu rechtfertigen,
ist ein Defekt unserer Zeit.

Auch geistvolle Leute schwätzen über den langen Tag viel dummes Zeug.

•

Amokprophylaxe:
Wir sollten nicht unsere Schulen aufwändig verbarrikadieren,
sondern allgemein eine solide Wertekultur vermitteln
und sinnvoller Weise Hirne und Herzen unserer Kinder
konsequent von geistigen Müll- und Schrotthalden
und zunehmender Gefühlskälte fernhalten.

•

Diskretionen:
Eine Gesellschaft, die ungefragt und ohne Hemmungen
dem Intimsten die Kleider vom Leib reißt,
tabuisiert und geniert sich bei einfachsten Sachverhalten und Wahrheiten.

•

Die Instrumente der Demokratie
benutzen ihre Gegner am wirkungsvollsten.

•

Der Mangel an Substanz hindert viele nicht am Reden.

•

Auch der Filz der Gesellschaft
ist ein stabilisierendes Element.

•

Die Ehrfurcht vor dem Mittelmaß lässt Größeres kaum erwachsen.

Wer ein schwieriges Problem in die Hand nimmt,
merkt bald, dass andere
alles ganz anders, vor allem aber besser gemacht hätten.

•

End-Täuschung:
Durchgehend graue Landschaften sind durch nicht durchgehend blühende Landschaften ersetzt worden.
Doch man hatte durchgehend blühende Landschaften versprochen und erwartet.
Besser ist eben nicht gut genug.

•

Die berechtigte Wahlforderung
„Ideen statt Parolen"
kann im Sonderfall schon wieder eine Parole sein.

•

Evolution:
In vielen Dingen haben wir enorme Fortschritte gemacht:
Wir sind heute den Affen näher als den Menschen.

•

Schlimm, wenn man als Ossi von Ossis wie ein Ossi behandelt wird.

•

Manche Unfreiheit ergibt sich aus der unbeschränkten Freiheit anderer.

•

Große Zeitabstände
und mangelndes Erinnerungsvermögen
führen entweder zu Vergessenheit oder zu Verklärung.

Da der Mensch den Zwang nicht liebt,
sucht er die Freiheit.
In der er sich nicht immer wohlfühlt.

•

Definition: Die DDR war ein Unrechtsstaat,
in dem nicht alles Unrecht war.

•

Dialogfähigkeit im Wandel der Systeme:
Im Dritten Reich konnte man nichts sagen.
In der DDR durfte man nichts sagen.
Und im wiedervereinigten Deutschland
sollte man
nicht alles sagen.

•

Zeitlauf:
Die Ungerechten von gestern beobachten sehr kritisch
die Ungerechten von heute
und finden diese und diese Zeit ganz ungerecht.

•

Einen Schießbefehl an Mauer und Stacheldraht
gab es zu DDR-Zeiten offiziell nicht.
Aber gezielt geschossen wurde trotzdem.

•

Verhängnisvolle Schäden
entstehen häufig aus Entscheidungen,
wo sich purer Egoismus als dringende Nützlichkeit
für das Allgemeinwohl tarnt.

Unzulänglichkeiten der Gegenwart
geben uns guten Anlass,
nicht in grauen Vergangenheiten nachzufragen.

•

Auch blühende Landschaften sind im Winter grau.

•

Die Dummheit im Webpelz:
Wenn Schwachgeistige sich mit fremden Vokabeln präsentieren,
erregt das exotisches Aufsehen.

•

Freiheit, die nicht erkämpft wird,
leidet immer unter dem Makel
des Selbstverständlichen.

•

Welterneuerer, die vom sicheren Port aus Revolutionen dirigieren,
sind unglaubwürdig.

•

Trittbrettfahrer besitzen überall Freifahrtscheine.

•

Zeitloses Phänomen: organisiertes Lob und organisierter Beifall.

•

Dummheit wird nur gefährlich,
wenn sie sich auf Macht stützen kann oder Macht ausübt.
Dann ist sie allerdings außerordentlich gefährlich.

Fundamentale Erkenntnis:
Wie bei denen, die schon da sind, gibt es auch unter den
Zugereisten solche und jene.

•

Viele, die nach Macht streben,
sind keinesfalls von dem Vorwand überzeugt,
unter dem sie diese erreichen wollen.

•

Nicht die Außerirdischen
werden unseren Planeten zerstören.
Die Mörder sind bekannterweise unter uns.

•

Plausibel:
Wenn die Verhältnismäßigkeiten
nicht mehr stimmen,
stimmen auch die Verhältnisse
nicht mehr.

•

Fragen, deren Antworten zu lange ausstehen,
werden selten noch gestellt.

•

Moralische Hydra: Auf ein verlorenes Tabu kommen mehrere neue hinzu.

•

Neue Vorfahrt:
Einige, die mich früher mit hoher Geschwindigkeit links überholt haben,
rasen jetzt ohne Hemmungen rechts an mir vorbei.

Wem seine Vergangenheit gleichgültig ist,
von dem kann man auch in Zukunft
nicht mehr erwarten.

•

Resultate aufwändiger Unfähigkeit
werden nur ungern korrigiert.

•

Wer mit neuem Unrecht gut zurechtkommt,
hatte auch mit dem alten nie Probleme.

•

Mutige Despoten
gibt es nur auf dem Gipfel ihrer Macht.

•

Tendenz einer selbstgefälligen Demokratie
ist die eigene Demontage.

•

Physikalischer Irrtum:
Stips! So mancher Betonkopf war nur aus Gips.

•

Das ungewollte Heldentum ist das wahre.

•

Freiheit ist einzig die Freiheit,
entscheiden zu können.

In Abwandlung:
Es gibt nichts Neues, es sei denn, man tut es.

•

Doppelt verarmt sind Menschen,
die eine Überzeugung verlieren,
die sie nie besessen haben.

•

Vergangenheitsbewältigung:
Im wohltemperierten Schmollwinkel
sitzen Nichtunschuldige
und feilen fleißig an ihrer Dolchstoßlegende.

•

Einsicht:
Wenn man von einem Herrn alles gehabt hat,
kann man vom nächsten kaum wieder alles erwarten.

•

Erinnerung und Prognose:
Der Hauptfeind jeder Bürokratie – so wissen wir aus allen Zeiten –
ist der elementare Mangel an Papier.
Solche Feinde sehe ich bei bester Optik heute nicht.
Eher wird mit großem Aufwand ein Mangel an Papier behoben als
der Mangel an Vernunft, bürokratische Strukturen einzudämmen.
Staat und Bürokratie werden somit friedlich miteinander weiterleben.

•

Die Wiedervereinigung Deutschlands brachte das
Opferlamm Ost und den Gönner West hervor.
Beide Klischees stimmen nicht generell,
sondern nur vereinzelt.

Bürokratie ist der einzige (nicht ausgewiesene)
Haushaltsposten, der in einem defizitären
Staatsgebilde unaufhörlich wächst.

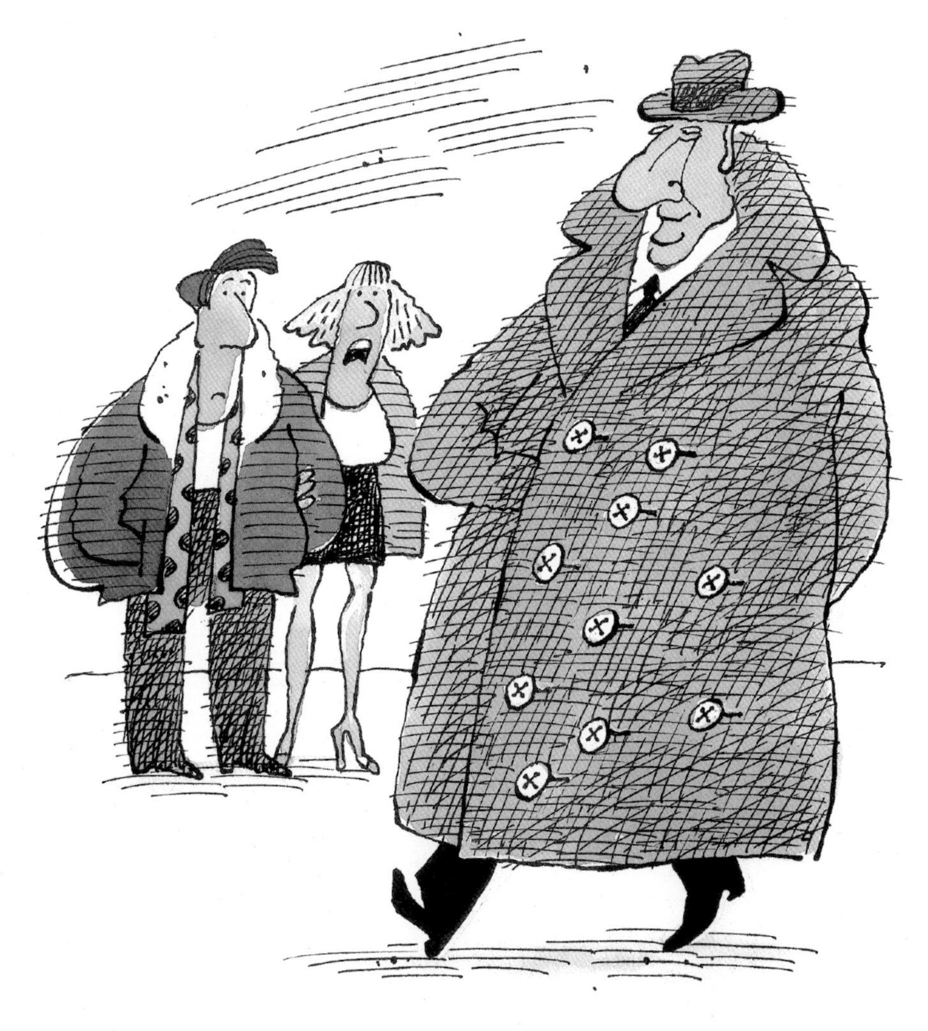

„DA SIEHT MAN GLEICH, WER GELD HAT."

Wichtig ist nicht, was du hast,
sondern

WAS DU DAVON GIBST.

Der Erfolgreiche gehört immer zu uns.
Erst Erfolglosigkeit
schafft Abstand.

•

Im Laufe eines kurzen Lebens hat man kaum Zeit,
alle Vorurteile und Missverständnisse auszuräumen.

•

Menschen, die stur geradeaus gehen,
folgen kaum einer Ideallinie.

•

Zynismus ist nicht nur angeboren,
sondern auch das Ergebnis verlorener innerer Kriege.

•

Wer an falscher Stelle Charakter zeigt,
dem wird letztlich falscher Charakter bescheinigt.

•

Eine Unterschrift bedeutet:
Das bin ich.
Und meist auch: Das will ich.

•

Es gibt Menschen,
die wechseln sehr schnell Bekanntschaften
und Meinungen,
weil sie ständig einen höheren Erfolg suchen.

Manche sind so eitel,
dass sie es sogar öffentlich zugeben.

•

Die triviale Dummheit ist ehrlich und spricht Klartext.

•

Ein Blinder besitzt oftmals mehr Augenmaß
als ein Mensch, der nicht sehen will.

•

Manche deuten ihre elementaren Defekte als Ausdruck einer starken Persönlichkeit.

•

Das Böse verklärt sich, wenn wir ihm Zeit und geistigen Raum geben.

•

Erziehung und Bildung sind der Boden für Einsicht und Belehrbarkeit.

•

Es sind die kleinen Leidenschaften,
die uns beherrschen.
Für die großen fehlt mehrheitlich das Geld.

•

Aus Erfahrung schlecht:
Wird x-beliebigen Ideologen das Gehalt reduziert,
sinken Überzeugungskraft und Bewusstsein
prozentual zum materiellen Verlust.

Der alltägliche Geheimrat:
Professor Klugscheiß warnte schon immer heimlich
vor den Gefahren, vor denen er öffentlich hätte warnen sollen.

•

Wer wirklich über den Dingen steht,
hat selten den Boden unter den Füßen verloren.

•

Es gibt Menschen, die schimpfen über alles,
haben aber alles.

•

Mit anderen umzugehen heißt primär,
mit sich selbst umgehen zu können.

•

Persönliche Freiheit ist ein Dolch,
den man gut gegen andere gebrauchen kann.

•

Wer sich freiwillig erniedrigt,
wird bald zum Abtreter.

•

Auch wer von Natur aus häufig an sich zweifelt,
muss nicht immer glauben, an allem Schuld zu sein.

•

Heldischer Mut ist edel,
Mut aus Verzweiflung normaler.

Wer sein Gedächtnis verliert,
behält meist seinen Charakter.
Nicht aber umgekehrt.

•

Das Entwürdigende an Hartz IV
ist nicht der Status,
sondern der Name.

•

Viele Missverständnisse entstehen,
weil manche schon Antworten geben,
ohne die Frage gehört zu haben.

•

Definition EURO:
Isoliert unschuldiges europäisches Zahlungsmittel.
Wurde allerdings von Böswilligen aller Branchen
als trojanisches Pferd für ungenierte Preiserhöhungen missbraucht.
Daher moralisch abgewertet,
obwohl sein Börsenwert eminent gestiegen ist.

•

Maschinisten ohne Haftung:
Sie schütten hemmungslos Sand und Kies
in die sensiblen Getriebe von Wirtschaft und Gesellschaft
und können danach straffrei behaupten,
erst jetzt würden alle Mechanismen
reibungslos funktionieren.

•

Manche tun im Positiven nur ihre Pflicht.
Manche im Negativen etwas mehr.

Je kleiner das Gemüt,
desto größer müssen die Aufmerksamkeiten sein, um es zu bewegen.

•

Wahre Persönlichkeiten lassen sich nicht vergöttern,
sondern allenfalls kritisch verehren.

•

Es gibt Menschen und Probleme,
die, wie man diese auch anfasst, immer falsch anfasst.

•

Wichtiges beschäftigt manche nur eine begrenzte Zeit.
An ihr Fortkommen aber denken sie ständig.

•

Wenn es um ihren Vorteil geht,
werden komplizierte Menschen ganz unkompliziert.

•

Aus den Selbstgefälligen erwachsen die Selbstgerechten.

•

Auch der Schwächere nutzt die Schwächen des Stärkeren
oftmals schamlos aus.

•

Es gibt Menschen,
die schlagen mit Gewalt alle erreichbaren Türen zu
und wundern sich danach,
dass sie niemand mehr einlässt.

Ein verstehendes Lächeln und ein gutes Wort an jedem Tag
sind nicht Attribute läppischer Gemütsart,
sondern müssen schwerer erarbeitet
und bewahrt werden als ein lässiges Achselzucken
oder ein feindseliges Schweigen.

•

Erst wenn wir nichts mehr an ihnen verändern können,
akzeptieren wir auch die Eigenheiten anderer.

•

Mancher sanfte Radfahrer
wird auf dem Gehweg zum erbitterten Rennfahrer.

•

Wünschenswert:
Einige sollten öfter in sich gehen.
Andere dagegen etwas mehr aus sich herauskommen.

•

Manche glauben, alles zu geben,
und sind erstaunt, dass das nicht ausreicht.

•

Wer Land und Zeit
ausschließlich nach Geld und eigenem
Gewinn bewertet, wird auch als Millionär arm sein.

•

Wer über sich selbst lachen kann,
bleibt auch glaubhaft,
wenn er über andere lächelt.

Zutiefst menschlich:
sich nicht von liebgewordenen
Eigenschaften oder Menschen trennen wollen,
obwohl wir und viele wissen, dass sie uns nur schaden.

•

Viele bieten anderen brutal ihre ungeschminkten
Wahrheiten an, die sie selbst so nicht ertragen wollten.

•

Manche lieben keine Götter.
Außer sich selbst.

•

Wir helfen nicht immer denen,
die am bedürftigsten sind,
sondern eher denen, die am lautesten schreien.

•

Nur Schwache deklarieren Heimtücke
als eine besondere Form des Mutes.

•

Opportunistische Grundregel für Beruf und andere Tätigkeiten:
Lass deinen Chef nie merken, dass du intelligenter bist,
als er dich einschätzt.

•

Einsicht suchen wir überall und bei anderen.
Und rein zufällig finden wir sie immer bei uns selbst.

Unverbindliche Verbindlichkeit stößt ab.

•

Alltag:
Mancher erhält auf ein freundliches Danke
nur ein mürrisches Bitte nachgereicht.

•

Menschen, die nur sich selbst sehen,
können von vielen umgeben sein und bleiben dennoch allein.

•

Fremder Schmerz tut wenig weh.

•

Männer sind mehr die Helden außer Hauses.

•

Es gibt Menschen, die wirken weise,
weil sie älter sind,
und es gibt Weise, denen man misstraut,
weil sie noch recht jung sind.

•

Ein gesundes Selbstbewusstsein
ist an vernünftige Bescheidenheit gebunden.

•

Die Unfreundlichen
kommen dort, wo sie das Monopol besitzen,
auch ohne Werbung aus.

Hilfe zur Selbsthilfe ist ein wichtiger Baustein
auf dem Weg zu persönlicher Freiheit.

•

Jede Demonstration kann für jedes
Anliegen hilfreich sein. Vorausgesetzt:
sie verläuft gewaltfrei.

Das ist ein Ding! Habe ich Sie nicht schon bei Mannesmann entlassen?
Personal Akte

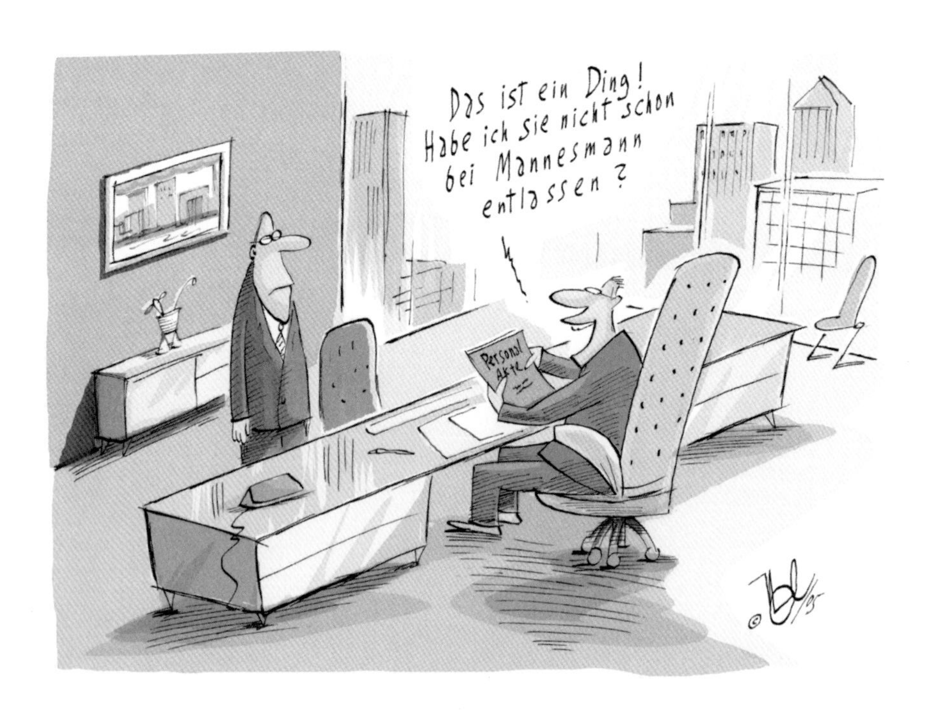

Wer

SORGFALT BEIM DETAIL

vergisst,
schadet auch dem Wesentlichen.

Die Pflicht ist der Henker der Ausreden.

•

Manche sind schon so kritisch,
dass sie ihrer eigenen Unterschrift misstrauen.

•

Umgangsformen werden heute kaum
noch durch Elternhaus und Schule,
sondern durch das Niveau der Medien geprägt.

•

Dialoge sind nützlich,
um sich besser bei sich selbst zurechtzufinden.

•

Selbstbestätigung:
Ich telefoniere, ich maile, ich faxe – also bin ich.

•

Einer ordinären Fäkalsprache geht ein entsprechendes Fäkaldenken voraus.

•

Fantasielosigkeit und Bedürfnislosigkeit verwechseln wir oft
mit Bescheidenheit.

•

Rufmord ist die zeitgemäßeste Form,
jemand umzubringen.

Übertriebene Bescheidenheit kann auch
eine bescheidene Form von Arroganz sein.

•

Mediale Aufmerksamkeit belohnt
das nackte Verbrechen,
wenn es nur originell genug erscheint
oder auf makabere Art unterhält.

•

Wenn ein schwaches Huhn ein Ei legt,
wird es selten ein goldenes.

•

Einmal ganz anders gesehen: Ordnung ist ein grundsätzlich
unmoralisches Prinzip, weil es auf der Unterdrückung der
Unordnung beruht.

•

Bewusstseinsbildung:
Es gibt ein Entschuldigungs- und ein Erklärungsbewusstsein,
jedoch immer seltener ein Unrechts- und Verantwortungsbewusstsein.

•

Fremdwortgebrauch sollte sich aus
sprachlichen Notwendigkeiten ergeben, nicht
aus Unterwürfigkeit oder gar Hörigkeit
fremden Sprachen gegenüber.

•

Ein stets gelangweiltes Gesicht
ist der Spiegel von Herz und Hirn.

Manche Probleme lassen sich nicht lösen, sondern nur gestalten.

•

Selbstzweifel: Oh, lieber Bart, warum verbirgst du so bang mein Gesicht …

•

Frisierte Statistiken kommen selten vom Friseur.

•

Um aufrecht zu gehen,
brauchte der Mensch über 100 000 Jahre.
Doch das Kriechen hat er keinesfalls verlernt.

•

Wer keine gängigen Klischees bedient,
gilt im Allgemeinen als Problemtyp.

•

Ziele und Pflichten kennen selten Feierabend.

•

In einer reichen Bürokratie ist Platz für jeden
sonst Unbrauchbaren.

•

Visionäre sind optimistische Fantasten.

•

Wissen imponiert, Schönheit fasziniert.

Schweigsame Menschen
werden zu oft überschätzt.

•

Man kann nicht alles unendlich erklären.
Irgendwann muss auch begriffen werden.

•

Definition: Freiheit ist, was ich mir nehme.
Und das, was für die anderen übrig bleibt.

•

Der Begriff Freiheit – nicht kritisch gebraucht –
ist ein Hort permanenter Missverständnisse.

•

Wer viel tut,
dem wird Unterlassenes sehr schnell zum Vorwurf.

•

Auch ich kokettiere öfter mit meiner hohen Intelligenz.
Doch ganz sicher bin ich mir nicht.

•

Die wirklich etwas bewegen,
fallen uns erst auf, wenn sie gegangen sind.

•

Es gibt Menschen, die erschreckend hohe
Telefonrechnungen verursachen,
obwohl sie im Prinzip Selbstgespräche führen.

Weniger Moral und Einsicht,
sondern Alter oder mangelnde Zeit
halten uns zunehmend von schönen Erlebnissen ab.

•

Die Philosophie,
die wir uns in guten Stunden zulegen,
muss sich in schlechten Zeiten bewähren.

•

Die Zeiten wandeln sich,
nicht aber die Rituale.

•

Bestandsaufnahme:
Das Beste von ihm war sein Nachruf.

•

Alltagsbeobachtung:
Schauspielunterricht hatten anscheinend viele,
aber keine Sprecherziehung.

•

Luftgeschäfte sind meist übergewichtig.

EIN SPIEGEL

ist kaum wohlwollend.

SIE SIND EIN ARSCHLOCH!
SIEHST DU, ES GEHT AUCH FREUNDLICH!

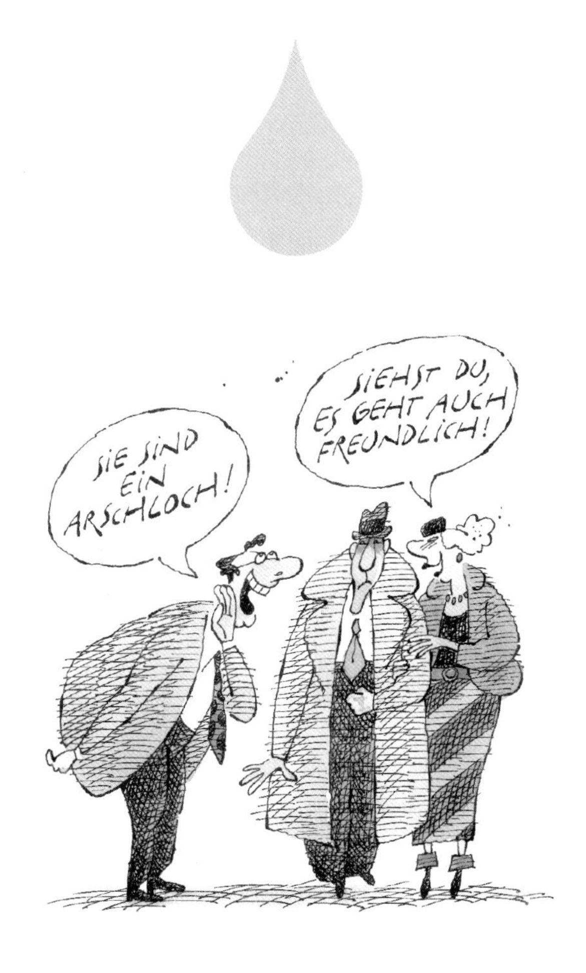

Wer über seine Fehler sprechen kann,
hat einen weniger.

•

Wer sich oder andere in die Luft sprengt,
sprengt keinesfalls seine eigenen Fesseln.

•

Da gibt es Unbedarfte,
die springen uns mit ihrem dreckigen Hintern
mitten ins feingebügelte Angesicht.
Ihr Argument:
alternative Lebensart muss nicht jedem gefallen.

•

Übersteigerter Gerechtigkeitsanspruch macht ungerecht.

•

Es gibt keine absolute Wahrheit,
sondern nur eine,
die der Wahrheit am nächsten kommt.

•

Vergesslichkeit
– mit Bedacht angewandt –
entwickelt sich schnell
zu einer nützlichen Eigenschaft.

•

Es ist der Gedanke an die Ferne,
der uns Nähe oftmals erträglich macht.

Wer sich selbst Fragen stellt,
sollte nicht nur positive Antworten erwarten.

•

Unwahrheit
erfreut sich als Lob allergrößter Beliebtheit.

•

Gott schuf den Menschen. Um die irdischen Lasten
nicht allein tragen zu müssen,
schufen sich die Menschen Götter.

•

Auch Götter bewegen sich aus purem Idealismus
nicht mehr vom Olymp herunter.

•

Wer Gewalt verniedlicht, lässt sie zu.

•

Auch geistiger Mangel schweißt zusammen.

•

Freiwillig entkleiden tut wohl, Nacktgemachtwerden nicht.

•

Langeweile mündet nicht selten in gefährliche Unvernunft.

•

Die Übersättigten sind dennoch leer.

Häufig sind es Umwege, die unser Wissen erweitern.

•

Es gibt Menschen, die belügen uns so glaubhaft,
dass wir uns fast schämen, nach der Wahrheit gefragt zu haben.

•

Die zeitnahe Verarmung von Gefühl und Sprache
ist die wahre deutsche Armut, die am härtesten
bedürftige Kinder trifft.

•

Die sich in die Taschen lügen,
dass sich alle Balken biegen,
sind schon immer nicht die Besten,
kommen aus dem Ost- und aus dem Westen.

•

Mangel an Fantasie lässt manche Wahrheit fantastisch erscheinen.

•

Unwissen und Nichtkönnen
potenzieren sich am schnellsten.

•

Manche haben Anflüge von Humor,
finden aber keinen Landeplatz bei sich.

•

Bittere Wahrheiten werden durch Analyse nicht besser.
Aber verständlicher.

Wer andere belügt,
muss erst sich selbst belügen.

•

Nach dem Sinn der Worte fragen,
ist die unmittelbarste Form der Wahrheitssuche.

•

Mit Nachdenken allein ist es nicht getan.
Es ist aber die beste Voraussetzung.

•

Geistiger Diebstahl
lässt beiderseitig höheres Niveau vermuten.

•

Lebenserhaltende Rituale: Immer wieder müssen wir auch
das Üben der wichtigen Dinge unseres Lebens und
Zusammenlebens üben.

•

Selbstgefälligkeit ist die Mutter der Behäbigkeit.

•

Viele sind uns mit ehrlichen Bedenken näher
als mit falschen Hoffnungen.

•

Eine freundliche Halbwahrheit
ist gefährlicher als eine bösartige Lüge.

Fehlende Kritik wird oft als Lob verstanden.

•

Eigenartigerweise
vertieft ein klärendes Gespräch
manche Missverständnisse.

•

Manche Menschen trennen nicht unüberbrückbare Welten,
sondern nur unüberbrückbare Überzeugungen.

•

Es gibt Menschen, die belügen andere,
die es nicht bemerken sollen.
Und es gibt Menschen,
die belügen sich selbst und wollen es
nicht bemerken.
Letztere sind in der Mehrzahl.

•

Aus manchem hoffnungsvollen Plappermaul
wuchs leider nur ein hoffnungsloses Klappermaul.

•

Objektivität
ist eine subjektive Brille
mit sehr verschiedenen Gläsern.

•

Wahrheiten, die uns nicht passen,
irritieren uns mehr als Lügen,
mit denen wir uns schon länger angefreundet haben.

Die schlichte Argumentation der Verlierer:
Man kann nicht immer nur gewinnen.

•

Auch Wohlstand für alle verteilt sich nicht gleichmäßig.

•

Entwickelte Marktwirtschaft:
Früher gab es eine Lohn-Preis-Spirale.
Jetzt gibt es nur noch eine Preisspirale.

•

Nicht absolute Freiheit, sondern relativer Zwang fördert das Überleben.

•

Opportunisten sind verlässliche Zeitgenossen.

•

An alle!
Wir demonstrieren geschlossen
für Frieden und gegen den Hunger auf der Welt,
gegen jedwede Ungerechtigkeit
und für allseitige Toleranz,
für die Freiheit der Palästinenser und für das Existenzrecht Israels!
Einverstanden? Mitgemacht!

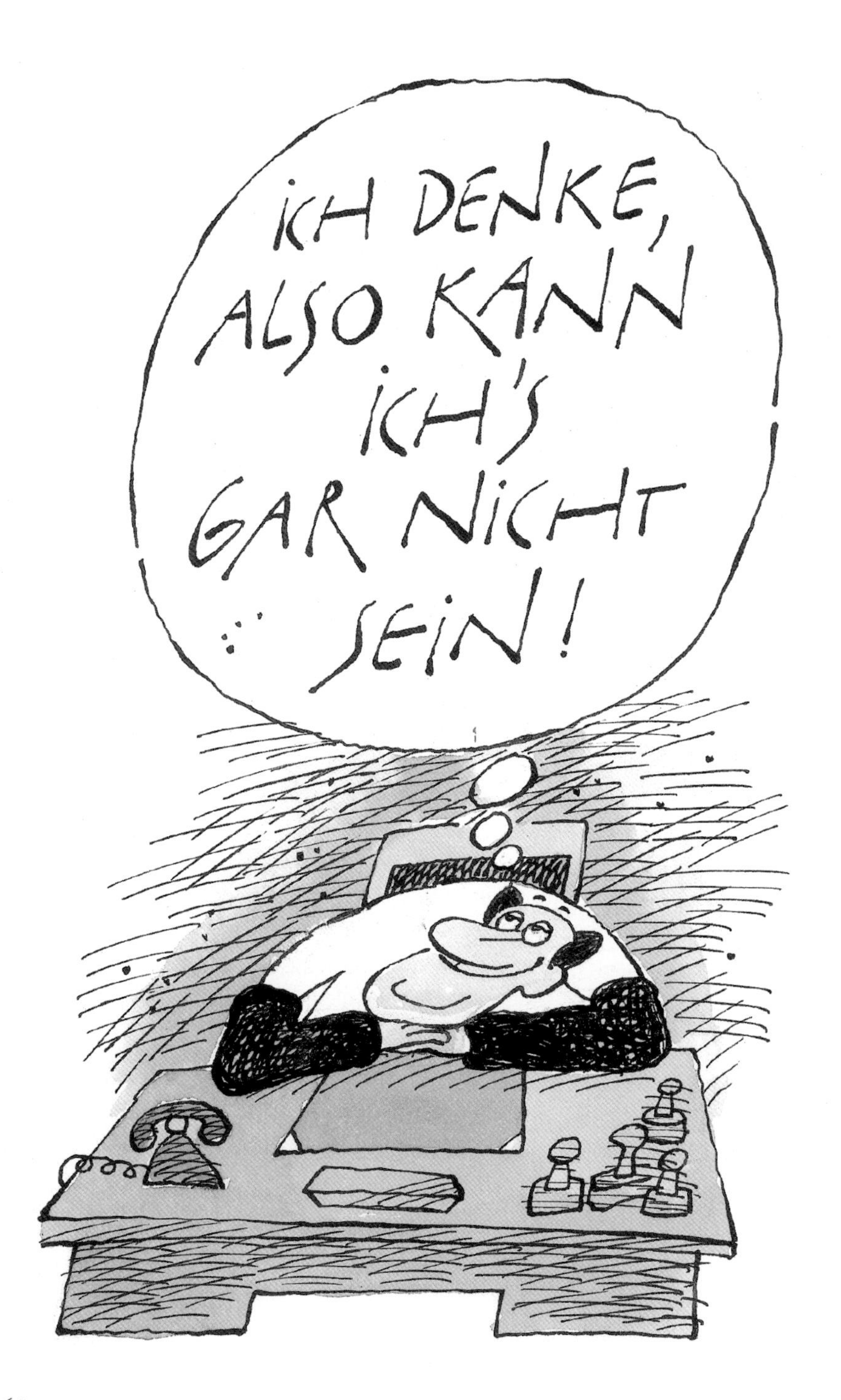
ICH DENKE, ALSO KANN ICH'S GAR NICHT SEIN!

Nachdenken

ist die elementarste Form der Vorsicht.

Wenn uns Kommen und Gehen erst bewusst wird,
fällt auf, dass mehr gehen als kommen.

•

Eine Gesellschaft ohne vernünftige Maßstäbe
ist weder leistungsbereit,
noch leistungsfähig.

•

Aus biederer Selbstgefälligkeit erwächst schnell kokettierende Selbstverliebtheit.

•

Je höher die Charge, desto perfekter die organisierte Selbstdarstellung.

•

Es gibt Menschen, die sich durch und von nichts überzeugen lassen,
besonders nicht vom Gegenteil.

•

Die zivilisierte Menschheit kann auf den Mond fliegen,
doch den kleineren irdischen Problemen gegenüber erscheint sie machtlos.

•

Bildung ohne Erziehung bleibt ein Torso,
dem es an moralischer Vollendung fehlt.

•

Das Wunder am Wunder: Es ist meist unsichtbar.

Flucht in die Zukunft
ist meist Flucht aus der Vergangenheit.

•

Wenn ein Erdteil oder eine große Philosophie versinkt,
berührt das viele Menschen weniger,
als kleine Defekte in ihrem Umfeld.

•

Allzu kühne Beobachter leben selten lang.

•

Die Fantasie
beim Zerstören von Menschen und Dingen scheint
allgemein größer als die
beim Aufbauen oder Bewahren von Gutem.

•

Gute Gedanken sind selten treue Wegbegleiter.

•

Langweile mündet nicht selten in gefährliche Unvernunft.

•

Verstand und Vernunft im Übermaß ergeben ein Massengrab der Gefühle.

•

Der Begriff „geil“ ist auch nicht mehr das, was er einmal war.

Das Gute muss man beharrlich üben.
Das Schlechte übt sich von ganz allein.

•

Alter allein bedeutet weder Verdienst noch Leistung oder Weisheit.

•

Späte Erkenntnis:
Strenge Lehrmeister sind lästig. Erst später,
wenn wir unsere Erfolge und den dazugehörigen eisernen Charakter rühmen,
bekennen wir uns verklärt und bekehrt zur lehrreichen Strenge.

•

Das, was wir entbehren, loben wir leichter.

•

Der Kluge
hat nur über Vergangenheit und Zukunft eine Meinung.
Über die Gegenwart enthält er sich.

•

Freude muss man sich organisieren,
Ärger kommt von ganz allein.

•

Das Genie überrascht uns nicht nur mit Genialität.
Auch Einfaches muss gesagt und getan werden.

•

Ballast sollte nie zu hastig abgeworfen werden.
In vielen Fällen war er das einzig Gewichtige.

Gefährlich: Wenn Unlogik Logik genannt wird.

•

Der Mensch braucht nicht nur höhere Ziele,
sondern auch Möglichkeiten und Konsequenzen zu ihrer Verwirklichung.

•

Optischer Scharfblick korrespondiert nicht immer mit dem geistigen.

•

Wer nur das Licht einschaltet,
darf nicht auf eine geistige Erleuchtung hoffen.

•

Gefährlich: In humorloser Zeit wird manchmal schon
der Versuch eines Spaßes geahndet.

•

Die Probleme der Welt sind zeitlos. Wir erleben sie nur zeitnah.

•

Kinder, die keine Fragen mehr stellen, haben Eltern,
die keine Antworten geben können.

•

Infektionskette: Ist das Denken fäkalisiert, ist es die Sprache ebenfalls.

•

Wenn andere über andere reden,
reden sie auch über dich.

Große Gedanken
finden sich oft in sehr kleinen Papierkörben wieder.

•

Dort, wo es mit Sicherheit unmöglich ist,
versuchen wir das Unmögliche
mit Sicherheit immer wieder.

•

Denken
ist die kostbarste Eigenschaft des Menschen.
Kein Grund jedoch,
damit sparsam umzugehen.

•

Auch der Schatten des Glanzes wirkt noch hell.

•

Die Wurzeln der Oberflächlichkeit
stecken leider sehr tief.

•

Kleine Unzulänglichkeiten, gebündelt,
halten uns von größeren Aufgaben ab.

•

Armut macht nur Beschenken einfacher.

•

Produktives Schweigen ist nützliche Arbeit.

Selbsttherapie: Etwas lockerer über das Schlechte denken
und etwas freundlicher über das Schöne.

•

Großer Frieden entsteht nur aus vielen kleinen Frieden.

•

Nicht alles, was wir nicht verstehen,
ist unverständlich.

•

Trauer kann spätes Bereuen sein.

•

Wem verziehen wird,
der fordert danach das Vergessen.

•

Grüne Ideen verwelken weniger
wegen mangelnder Originalität,
sonder mehr wegen der sektiererischen Art
ihrer Verwirklichung.

•

Widerwillig erdulden wir die Defekte eines kriselnden
Kapitalismus, obwohl wir im kalten Grönland
unsere eigenen Ideen ungestört verwirklichen könnten.

•

Da er sich nicht anpassen konnte, wurde er Anarchist.
Er hat sich also der Anarchie angepasst.

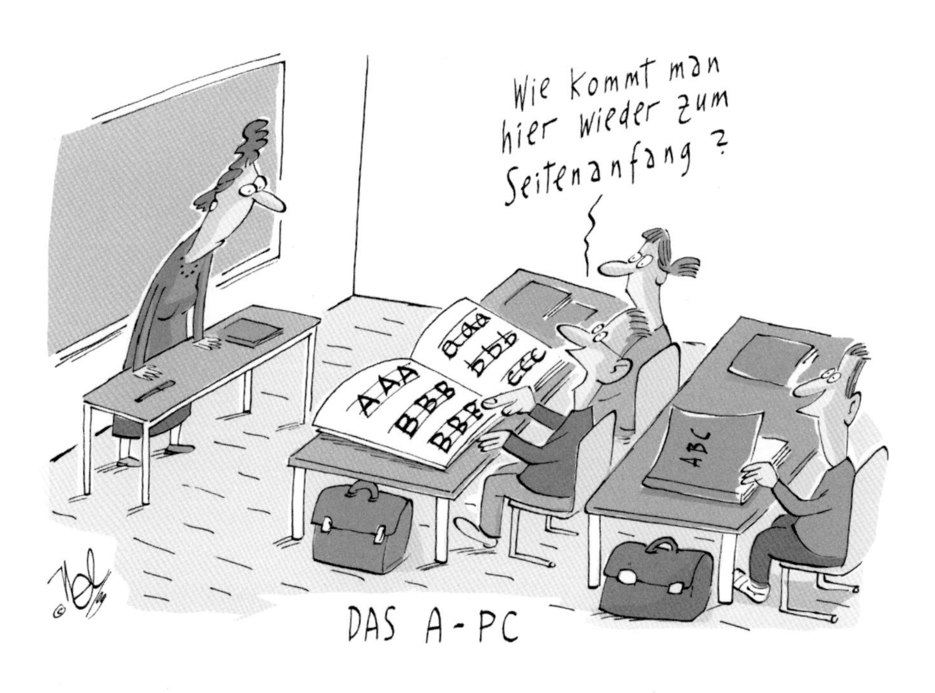
Wie kommt man hier wieder zum Seitenanfang ?
AAA
BBB
BBB
aaa
bbb
ccc
ABC
DAS A-PC

Die

FRÖHLICHE ERNSTHAFTIGKEIT

ist die erträgliche.

Traditionelles Theater sollte kritisch entstaubt
und nicht modernistisch bekleckert werden.

•

Kulturelles Resümee:
Weimar ist für seine Größe zu klein.

•

Theater soll belehren und zugleich erfreuen.
Alleinige Belehrungen sind unerfreulich.

•

Die im Theater (oder bei anderen Veranstaltungen)
am tiefsten schlafen,
applaudieren nach dem Erwachen am heftigsten.

•

Dankbarkeit verbraucht sich schnell
und Güte kann nicht verrechnet werden.

•

Nur Dummheit kennt keine Komplexe.

•

Erfahrungsgemäß verprellt uns weniger der Inhalt,
sondern der schrille Ton einer Botschaft.

•

Es gibt Menschen, die wahrhaft zu bedauern sind
und andere, die sich nur bedauern lassen.

Mediales Tagesgeschäft:
Eine Story interessiert gerade so lange, wie sie heiß ist.
Ist sie zu heiß, wird sie fallengelassen.

•

Neuzeitliche Vernetzung:
Maximale Kommunikation ergibt relative Isolation.

•

Mehr als den Preis müssen wir immer wieder den tatsächlichen Wert
der Werte hinterfragen.

•

Biografien werden heute zunehmend von denen geschrieben,
die noch keine haben.

•

Das aufregende Experiment,
auf fast allen Theaterbühnen eine hüstelnde Tradition
durch eine akute geistige Schwindsucht zu ersetzen,
schafft kein besseres Theater.

•

Wer den Kopf auch zum Nachdenken benutzt,
wird nicht nur beim Essen und Trinken Freude haben.

•

Die öffentliche Meinung:
ein schwankendes Rohr im lauen Wind von Desinformation,
Launen und Befindlichkeiten.

Gute Bücher, ungelesen, sind weggeworfenes Kapital.

•

Mit wenig viel erreichen,
ist angewandte Intelligenz.

•

Kunst ist manchmal, dass darüber diskutiert wird.

•

In einer Zeit zunehmender Abstraktionen erscheint generell
etwas Gegenständlichkeit sehr wohltuend.

•

Tragik des deutschen Humors:
Manche können nicht und manche trauen sich nicht zu lachen.

•

Der geistige Mittelstand ist der Wartesaal der Genügsamen.

•

Erinnerungen, die wir mit ins Grab nehmen, werden nie exhumiert.

•

Theater, von verworrenen Intellektuellen gemacht,
erreicht auch nur verworrene Intellektuelle.

•

Die deutsche Sprache ist nur zu retten,
indem man sie häufig und richtig spricht.

Familiäre Arbeitsteilung:
Manche kümmern sich um die Kunst und manche um Essen und Aufräumen.

•

Geistiger Modetrend:
Hohlsein ist chic geworden.

•

Wabernde Philosophien und konfuse Heilslehren
sind der Deutschen liebster Schlummertrunk.

•

Respektvolle Anrede für einige Kopfarbeiter:
Ihro Hohlheit …

•

Bildung und Können sind mühsam erworbene Reichtümer,
die nicht immer ausreichen, den Alltag zu bestreiten.

•

Virtuelle Tätigkeiten sind die ertragreichsten.

•

Viele, die keine Verantwortung tragen wollen,
entwickeln sich risikoarm zu hartnäckigen Bedenkenträgern.

•

Ein gutes Rezept:
Dummheit, mit einer Prise Originalität gepaart,
wirkt immer wieder erfrischend.

Das Hässliche täuscht uns oft mit angenehmer Maske.

•

Unbildung kann man auch erziehen.

•

Grammatik ist die Mathematik der Sprache.

•

Wer Improvisation gut organisieren kann,
führt ein geregeltes Leben.

•

Ohne Fantasie und Freundlichkeit nutzt sich der Alltag erheblich ab.

•

Häufige Medienpräsenz suggeriert dem Unbedarften oft nur Wichtigkeit
und Wertpotenzial von austauschbaren Hohlkörpern.

•

Die heutige Medianlandschaft vermittelt uns qualifiziert wenig
und unqualifiziert alles.

•

Manche Theater
inszenieren nichts besser als die Selbstdarstellung ihrer Regisseure.

•

Der Erfolgreiche hat wenig Kritiker,
aber viele Neider.

Jedes Bild passt in einen Rahmen,
der nicht immer der passende ist.

•

Wer keine Poesie oder Romantik sucht,
hat sie entweder schon gefunden oder nie vermisst.

•

In der Hand der Humorlosen
wird der Pfeil der Satire stumpf.
Und als Empfänger prallt er an ihnen wirkungslos ab.

•

„Dialektik“: Törichte Gedanken und Kommentare klingen auf Plattdeutsch
weniger schlimm als auf Plattsächsisch.

•

Big-Points:
Info-Point, Service-Point, Hair-Point, G-Point, Pinkel-Point …

•

Konzertierte Bedenken:
Vorsichtige Menschen spenden lieber
direkt einem bedürftigen Musikanten auf der Straße,
als einem in Not geratenen imaginären Orchester
in fernen Landen,
bei dem man nicht weiß, ob der Dirigent die Gelder veruntreut.

•

Es gibt Menschen, die Dinge, die sie nicht verstehen,
gleich anderen zum Vorwurf machen.

Der Poet:
Seine Probleme sind nicht unbedingt unsere Probleme,
aber unsere Probleme sind überwiegend seine Probleme.

•

Die Kunst des Weglassens ist die umfangreichste.

•

Tabuisierungen sind privates oder gesellschaftliches Herummogeln
um unangenehme Wahrheiten.

•

Die Kultur des Hinsehens kann unvermittelt einem Seher das Augenlicht kosten.

•

Weimars Anna-Amalia-Bibliothek:
Ihr Brand wird zum Urknall des schlechten Gewissens
der degenerierenden Kulturnation Deutschland.
Doch allzu viele Brände können wir uns nicht mehr leisten.

Erst

WENN WIR KRANK SIND,

sehen wir alles ganz anders.

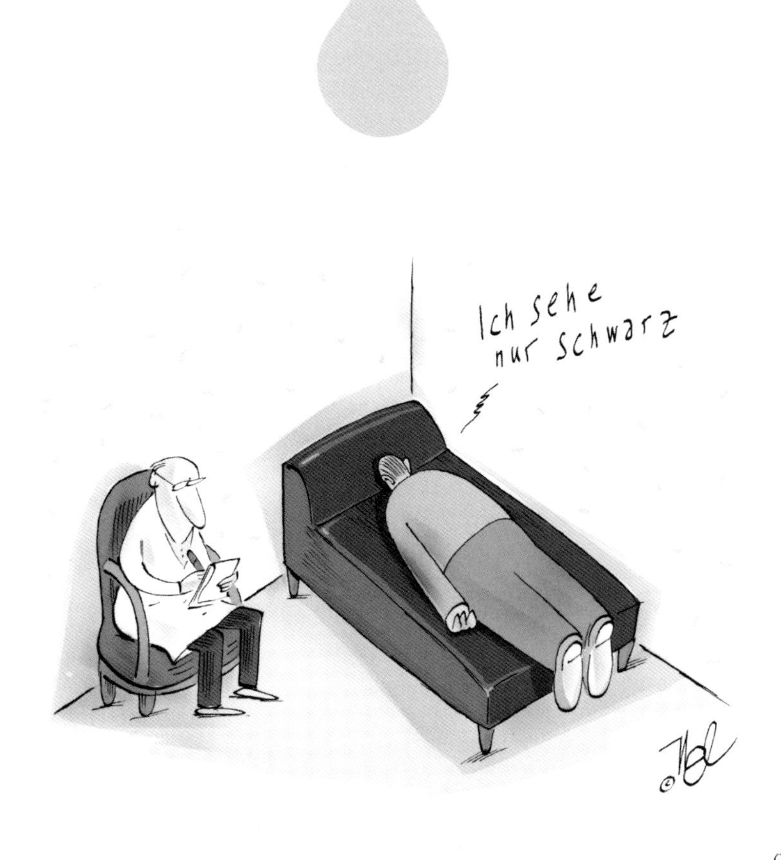

Vom Arzt zum Medizinarbeiter – selbst Traumberufe verändern sich.

•

Logik ist der Medizin schwankender Pfeiler.

•

Krankheiten wachsen nach, Gesundheit nicht.

•

Wer sich ohne Grund ständig bedauern lässt, ist bedauernswert.

•

Fortschritte in der Medizin:
Die Wartezeiten verlängern sich, die Wartungszeiten werden dafür kürzer.

•

Auch Halbgötter beginnen irgendwann als Lehrlinge.

•

Mit der Politik ist es wie mit der Medizin:
Patienten, die nichts als die reine Wahrheit hören wollen,
wechseln nach dieser enttäuscht den Arzt.

•

Schizophrenie ist nicht nur eine schwere Krankheit,
sondern bei einigen Menschen schon eine bewusst praktizierte Lebensform.

Geheimtipp eines erfahrenen Arztes:
Pro Tag 8 Stunden Schlaf (am besten während der Arbeitszeit),
16 Stunden gute Laune und keinerlei Verantwortung
ergeben mit großer Wahrscheinlichkeit stabile Gesundheit und eine hohes
Lebensalter.

•

Die Psychotherapie ist die Physiotherapie der Seele.

•

Menschen, die hinter jedem Hexenschuss
eine kriegerische Handlung vermuten,
haben noch nie einen gehabt.

•

Eine gute Kur lindert weniger die offiziellen Leiden,
sondern eher die Einsamkeit.

•

Mit der Bitte um Verständnis:
Medizin ist keine Mathematik.

•

Schwer zu machen:
Menschen zu ermutigen, ohne ein wenig zu lügen.

•

Gesunde Menschen sind die Vermögendsten.
Sie wissen es nur nicht immer.

Ärzte sind keine besonderen Menschen.
Wir haben an sie nur besondere Anforderungen.

•

Wenn Medizin und Recht zu teuer werden,
stirbt man nicht immer eher, aber verbitterter.

•

Nunmehr kein Halbgott, werden vom Arzt immer noch
gottähnliche Dinge erwartet.

•

Die gefährlichste Sucht ist die Eigensucht.

•

Auch um eine qualifizierte Fehldiagnose zu stellen,
muss der Arzt in berufliche Bildung und Erfahrung
schon viel investieren.

•

Mit den existenzbedrohenden Ärzten ist das so
wie mit jahrelang Gesunden:
Werden letztere todkrank, so glaubt man ihnen nicht.
Und sterben sie tatsächlich, sind sie bald vergessen.

•

Die gestörte Hirnfunktion anderer beschäftigt uns mehr,
als unsere eigenen geistigen Defekte.

Wer zu oft den Finger auf die falsche Wunde legt,
ist kaum ein guter Arzt.

Sozialmediziner Karl Marx:
Ein sehr guter Diagnostiker, aber nur ein mäßiger Therapeut.

•

Eine gesunde Faulheit beugt mancher Krankheit vor.

•

Die bösartigen Kritiker von Medizin und Ärzten sind entweder schwer krank oder so gesund, dass man Verständnis für ihre Meinungen aufbringen muss.
Oder sie haben einfach Recht.

•

Überholen ohne einzuholen:
Der Kannibale aus dem hessischen Rotenburg
wollte sein freiwilliges Opfer nicht töten,
sondern nur essen.

•

Wer im weiten Meer allein auf einem Floß treibt,
sehnt sich nach einem Psychotherapeuten, der auch rudern kann.

•

Der Einsatz vieler Psychologen – ständig und überall –
ist auf Dauer unpsychologisch.

•

Ein dicker Bauch ist kein moralischer Makel,
aber von Fall zu Fall sehr hinderlich.

•

Mit der Krankheit leben lernen, heißt relativ gesund zu sein.

Medizin ist sehr wesentlich auch Philosophie.
Kann sie nicht mehr helfen, wird sie fast
ausschließlich Philosophie.

•

Der Tod ist unter vielen die glaubwürdigste Entschuldigung.

•

Schwermütige Klagsamkeit wird zunehmend
eine deutsche Volkskrankheit.

•

Angst ist der größte Feind
von Müdigkeit und Bequemlichkeit.

•

Die Bekanntschaft vieler Ärzte
sichert uns nur das Privileg vieler Diagnosen.

•

Nichts verändert uns mehr als das Leben
und nichts macht uns unveränderbarer als der Tod.

•

Gefährliche Entwicklung:
Ohne Zweifel braucht vor allem die praktische Medizin
eine rationelle Verwaltung und
keine kopflastige Bürokratie.
Denn Leben und Sterben, Krankheit und Tod
erfordern mehr Zeit und Hinwendung,
als sich das kerngesunde ministerielle Ideengerber vorstellen können.

Der Kranke schaut – wenn es ihm besonders schlecht geht –
hinter die Fassade einer anderen Welt.

•

Die Todesanzeige ist vorerst das sichtbare Ende
einer oft lebenslangen privaten Vermarktung.

•

Psychogene Allergisierungen bekommen immer mehr
Krankheitswert.

•

Arzt sein bedeutet oft, Weichensteller und
Brückenbauer zugleich zu sein.

•

Begründete Vorsicht?
Ein Arzt geht selten zum Arzt!

•

Eine kranke Gesellschaft hält selbst billigen Aktionismus für eine
gesunde Bewegungsform.

•

Die naive Freude am „Noch-leben-dürfen" ist wesentlich
bekömmlicher als ein „Sich-auf-nichts-mehr-freuen-können".

•

Lapidare Diagnose:
Allzu früher Tod ist ungesund.

Wer nicht mit beiden Beinen im Leben steht,
hat mit Sicherheit Gleichgewichtsstörungen.

•

Der Arzt stellt grundsätzlich nicht
die Weichen in unserem Leben,
aber er schmiert sie öfters.

•

Aktuelle Klage eines begabten Arztes:
Diagnosen hätte er gar viele.
Aber leider seien ihm die Patienten ausgegangen …

•

Wenn ständig vom Tod geredet wird,
ist man nicht mehr überrascht, wenn er tatsächlich eintritt.

•

Dem Arzt, der eine unbequeme Diagnose stellt,
wird häufig danach die Krankheit angelastet.

•

Man kann sich auch in sein Alter verlieben.
Vorausgesetzt, man bleibt gesund.

•

Eine absolut gesunde Lebensweise ist relativ ungesund.

•

Ein gesundes Herz
wird auch nicht durch die Stufen des Erfolges überfordert.

Abnormen Verhaltensweisen
können auch Krankheiten zugrunde liegen.

•

Einen leichten Tod zu finden, ist gar nicht so leicht.

•

Schlimme Krankheiten und Tod sind absolut.
Alles andere im Leben ist regelbar.

•

Wahre und bessere Helden sind solche,
die keine Möglichkeit haben,
sich auf ihre Heldentaten moralisch vorzubereiten oder
diese später spektakulär darzustellen.
Es sind vielmehr Menschen,
die ihre Pflicht tun oder unheilbar Kranke,
die ihren schrecklichen Zustand ertragen,
ohne der Umgebung ständig Vorwürfe zu machen.

•

Es gibt auch sehr schlechte Ratschläge
schon preiswert und für wenig Geld.

•

Die Anstrengungen
um den Schutz des ungeborenen Lebens
wären noch überzeugender,
wenn man das geborene Leben
mit der gleichen Leidenschaft schützen würde.

Es gibt Krankheiten, die man ertragen kann, und
es gibt Zustände, die unerträglich sind.

•

Gut essen, trinken und klagen
sind eine merkwürdige Dreieinigkeit.

•

Kranke Menschen
definieren den Begriff Freiheit wesentlich bescheidener.

•

Die erste Form von Hilfe ist Verständnis.

•

Glücksanspruch:
Es gibt Menschen, denen fehlt
zu bester Gesundheit nur noch eine attraktive Krankheit.

•

Eine kränkelnde Besorgnis ist allemal gesünder
als eine krankhafte Überheblichkeit.

•

Gott sei Dank und leider Gottes
sterben Ärzte und ihre Angehörigen
ebenso an Krebs und Herzinfarkt wie andere Patienten.

•

Medikamentöser Ratschlag für übervorsichtige Patienten:
Lieber mit Chemie gesünder als ohne Chemie krank oder tot.

Unsere sonst so sensible Gesellschaft gewöhnt sich zunehmend an Töten und Morden. Jedoch das normale Sterben – besonders im häuslichen Kreis der Familie – wird ihr langsam fremd.

•

Volkstümlich:
Mittrinken soll er, aber besoffen sein darf er nicht.

•

Diät
zelebriert man nicht entsagungsvoll in der Öffentlichkeit, sondern führt sie konsequent zu Hause durch.

•

Wir verabschieden uns eher vom Leben
als von hartnäckigen Krankheiten.

•

Wir akzeptieren Aufwändigkeiten und Sorgen der Leichenbestatter, aber die der Ärzte kaum.

•

Sterben ohne Tod heißt Verzweiflung.

•

Beim Arzt:
Nicht die Krankheiten sind in Zukunft die Krankheit, sondern deren Finanzierungen.

Alkohol
sollte man nur aus Freude trinken, nie aus Ärger.
Denn wer letzteren zum Vorwand nimmt, wird Alkoholiker.

•

Bedenkenswert:
Wozu zusätzlich Kriege, Terror, Totschlag?
Das Leben beschert uns schon viele eindrucksvolle
Naturkatastrophen, Seuchen und unheilbare
Krankheiten, dass wir keinesfalls
in Panik geraten sollten,
wenn es der Menschheit
einmal eine Zeitlang anscheinend zu
gut geht.

•

Die sogenannte Unfähigkeit der Ärzte
ist wie ein die Allgemeinheit versöhnender Bumerang:
Krankheit und Tod
können auch sie von sich selbst nicht abwenden.

•

Offenbarungseid:
Obwohl er Arzt war, ist er irgendwann auch gestorben.

•

Zeitlos:
Es fällt auf, dass Wohlhabende und Gesunde
immer intensiver leiden als wahrhaft Arme und Gebrechliche.

•

Auch in einem kranken Organismus
funktionieren einige Organe noch ausgezeichnet.

Da fährt man eine junge Frau im Rollstuhl
durch den lachenden Frühling,
und wir ärgern uns über manchen Spaziergang.

•

Von einem Arzt dürfen wir nicht heilende Wunder erwarten.
Aber heilsame Zuwendung schon.

•

Bösartige Krebsgeschwüre müssen radikal behandelt werden.
Es genügt nicht, sie radikal zu ermahnen.

•

Menschen, die sich ängstigen,
unter der Alzheimer-Krankheit zu leiden,
sind überwiegend gesund.
Die wahrhaft Alzheimer-Kranken
haben solche Ängste nicht.

•

Ärzte haben den beruflichen Vorteil,
dass sie ihr krankheitsbedingtes Todesurteil eher begreifen.

•

Krankhaft: Das krankhafte Begehren minderjähriger Mädchen
zu Schuleinführung, Konfirmation oder
bestandenem oder nicht bestandenem Abitur, sich die Brüste
operativ vergrößern zu lassen, entspringt nicht primär
der Profitsucht einiger Chirurgen,
sondern grundsätzlich den verzerrten Wertvorstellungen
einer nicht mehr gesunden Gesellschaft.

Die Zeitbombe Zeit tickt am lautlosesten.

•

Das Leben ist nicht unendlich.
Es scheint anfangs nur so.

•

Lob des Irrtums: Das gefahrvollste Unglück
dieser Welt kommt von den Ärzten.
Wir könnten alle schon gestorben sein,
wenn wir nicht den falschen Arzt gefunden hätten.

FINANZZYKLUS
1
2
3
4
Die vier Phasen lauten: Super! Mega! Giga! Gaga!

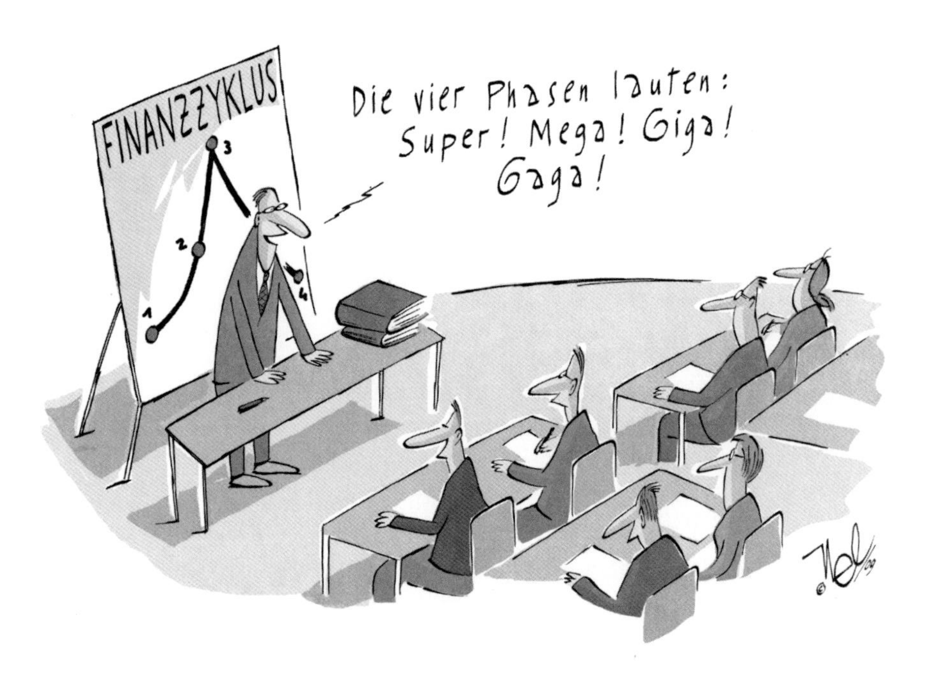

Die

SCHLAUE DUMMHEIT

ist die gefährlichste.

Der Irrglaube ist der beliebteste Glaube des Menschen.

•

Sarkasmus ist die gallige Antwort bitteren Humors auf den Zynismus schwerer Krisenzeiten.

•

Es fehlt uns weniger an großen Ideen, sondern mehr an Menschen, die diese beharrlich umsetzen.

•

Denkbare Ansätze wären durchaus denkbar, wenn manche Geforderte denken könnten.

•

Wahljahre sind die hohe Zeit der Leimrutengänger.

•

Tradition hat es an sich, irgendwann einmal zu beginnen.

•

Unsere eigenen Unzulänglichkeiten und die dieser Welt quälen uns in jedem politischen System.

•

Dummheit hat die größten Reservate.

•

In der Demokratie gibt es keine Denkverbote. Aber vielfältige Vorschriften zum Denken.

Werden Götter entmachtet,
kommen die nächsten auf den Sockel.

•

Auch Inkonsequenz verlangt einen starken Charakter.

•

Schwerkraft: Die gewichtigen Probleme werden
als erste fallen gelassen.

•

Von der Leere des Daseins: „Die Leere des Daseins",
und dabei fasste sich der Beklagende mehrfach an den
eigenen Kopf, „wird immer unerträglicher."

•

Hemmschwellenabbau kann auch zum Dammbruch führen.

•

Pragmatisch zu denken und zu handeln, bedeutet nicht,
alle Illusionen aufgegeben zu haben.

•

Sieger, die nicht gewinnen, sehen meist erbärmlich aus.

•

Eine Diktatur des Guten und des Menschlichen wäre
die einzig annehmbare.

Selbsternannte Helden feiern sich am lautesten.

•

Genialität hasst Pünktlichkeit.

•

Rücksichtslosigkeit und bornierte Dummheit sind die besten beruflichen Gleitmittel.

•

Wo es am Urteilsvermögen mangelt, etabliert sich schnell das Vorurteil.

•

Das Vorurteil ist die Vorstufe der moralischen Verurteilung.

•

Zeitloses Credo:
Ich schreibe, also bin ich.
Und – ich schreibe, also bleib ich.

•

Der Märtyrer in sicherer Nische sollte seinen Status nicht überbewerten.

•

Öffentliche Hilfsaktionen helfen nicht immer Bedürftigen,
sondern eher dem Lobbyismus der Helfenden.

•

Die kleinen Diktatoren und Denunzianten
sind der lähmende Sand im Getriebe
der großen und kleinen Weltgeschichte.

Kurzzeitgesellschaft:
Was gestern war, ist vergessen.
Was morgen ist, wollen nur wenige wissen.
Und heute interessiert nur bis morgen.

•

Eigene Wünsche und Forderungen sollten so dimensioniert sein,
dass man an ihrer Realisierung nicht zerbricht.

•

Relative Nähe: An ihrer letzten Ruhestätte bei den Großen
dieser Welt zu verweilen, macht uns für einen winzigen
Augenblick erhaben und größer.
So glauben wir jedenfalls.

•

Manchen geht es nur gut, weil sie keine Zeit haben,
über ihr Elend nachzudenken.
Und viele fühlen sich elend, weil sie zu viel Zeit haben.

•

Unsere natürlichste Schlaftablette ist ein schlechtes Gedächtnis.

•

Geistige Hausmannskost wird auch in den besten Kreisen gern verzehrt.

•

Viele kleine Brandstifter sind Mitbereiter weltweiter Flächenbrände.

•

Überholte Winzer-Weisheit: Steigen die Wasserpreise, steigen auch die Weinpreise.

Die Unfähigkeit, sich selbst auszufüllen, ist mehr subjektiver Natur und am wenigsten von materiellen Vorbedingungen abhängig.

•

Der Mensch braucht nicht nur höhere Ziele,
sondern auch Möglichkeiten und Konsequenzen zu ihrer Verwirklichung.

•

Wenn die Genialen auf Dauer Erfolg haben wollen,
müssen auch sie sich quälen können.

•

Wir rechnen gerne Fehler gegenseitig auf und freuen uns erleichtert, wenn wir selbst davon einige weniger haben.

•

Der Mensch wird nichts Neues aufhalten können.
Er muss nur lernen, es zu lenken.

•

Schade, dass sich selbst Große der Weltgeschichte
irgendwann einmal an das eigene Denkmal pinkeln.

•

Dramatisieren und Verharmlosen sind zwei urdeutsche Eigenschaften, aber keine Tugenden.

•

Wenn das Kind in den Brunnen gefallen ist,
klagen die am lautesten,
die es hineingestoßen haben.

Die Eiferer sind es, nicht immer die Ideen,
die uns abstoßen.

•

Die sich selbst Trinkgeld geben,
sind geistig nicht immer die Reichsten.

•

Konsequente Geradeausdenker sollten von Fall zu Fall
auch ein paar Ecken einkalkulieren.

•

Prominente Opfer und Täter interessieren
die gelenkte Öffentlichkeit ungemein.
Umso mehr Täter, die durch ihr Verbrechen
erst prominent geworden sind.

•

Elementarphysik: Fallen lassen ist angenehmer als Hochstemmen.

•

Vielfach werden wir bestohlen, doch fast alles ist ersetzbar.
Bloß Glauben und Illusionen nicht.

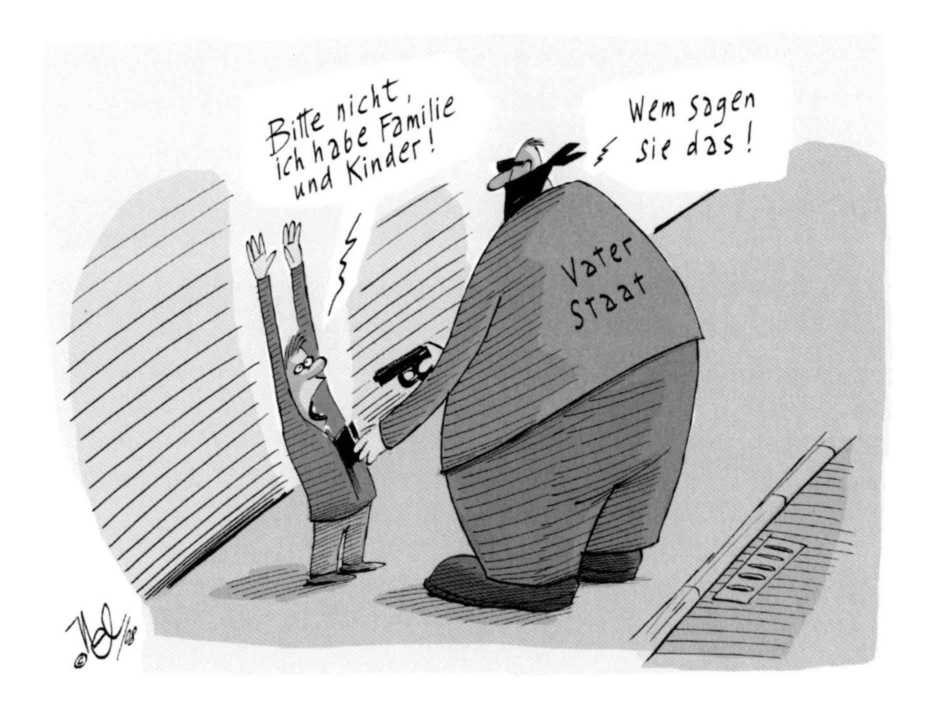
Bitte nicht,
ich habe Familie
und Kinder!
Wem sagen
sie das!
Vater
Staat

Wird der

KARREN DER JUSTIZ

auch noch vom Amtsschimmel gezogen,
drehen sich seine Räder besonders langsam.

Des Deutschen Rückversicherung: sich immer auf Kompetente berufen
zu können. Entweder auf Gott, Marx oder Goethe.

•

Aus dem verrechtlichen Leben:
An sich ist alles anfechtbar. Und fast alles an- und einklagbar.

•

Recht hat nicht das moralische Recht, sich selbstherrlich von der
Gerechtigkeit zu entfernen.

•

Vernunft ist die tragende Säule der Verantwortung.

•

Justiz: Der Normalbürger fordert normalerweise nicht die Todesstrafe,
sondern nur angemessene Gerechtigkeit.

•

Im Gegensatz zu den Naturgesetzen könnten wir juristische Gesetze
– bei nachgewiesener Sinnlosigkeit – von Fall zu Fall auch ändern.

•

Zumutbarkeit und Freiheit verhalten sich indirekt proportional:
Denn erweiterte Zumutbarkeit
schränkt persönliche Freiheit Einzelner unangenehm ein.

•

Ein guter Rechtsbeistand ersetzt ein reines Gewissen.

Humane Forderung: Der Strafvollzug soll
menschlicher werden. Die Verbrechen auch.

•

Unrecht hat die fatale Eigenschaft,
sich stets auf größeres Unrecht zu berufen.

•

Freiheit bedeutet Freiheit für alle.
Aber nicht Freiheit für alles.

•

Wenig Selbstwertgefühl wird dem Armen bescheinigt,
wenn er sich zu billig verkauft.

•

Toleranz
hat ihre Grenzen dort, wo sie sich selbst auffrisst.

•

Um gerecht zu sein,
muss man ab und zu auf sein Recht verzichten.

•

Wir sollten vorsichtiger
mit der Zivilcourage anderer umgehen
und uns mehr auf unsere eigene besinnen.

•

Bei Dingen, die sich nicht beweisen lassen,
fordern viele immer ihr Recht und ihre Wahrheit.

Freispruch: Ein Staat, in dem es möglich ist, ohne größere Konsequenzen
ab und zu Polizisten anzufackeln, kann kein intoleranter Polizeistaat sein.

•

Die überwiegende Verrechtlichung der Dinge des gemeinen Alltags bedeutet
auf Dauer die Einführung eines relativen Unrechts.

•

Gewalt von rechts oder links zu verbieten, setzt primär voraus,
Gewalt an sich zu ächten.

•

Es ist nicht die Unordnung, die uns zu schaffen macht,
sondern das Ungeschick beim Suchen.

•

Intoleranz reklamiert Toleranz und nutzt privat,
dienstlich und politisch selbst die kleinsten Toleranzräume für sich.

•

Nicht der Klügere gibt nach,
sondern der Schwächere.
Wenn er klug genug ist.

•

Nur mit Schwächeren sind Kompromisse nicht lohnend.

•

Eines der gefährlichsten Rechte
ist das Recht der Gewohnheit.
Nur kurze Zeit geduldet, will es schon Gesetz werden.

Gerechtigkeitsfanatiker
leben mit eigener Ungerechtigkeit erstaunlich gut.

•

Wenn der sonst so ohnmächtige Staat
Macht zeigt,
kommt diese erfahrungsgemäß
vom Ordnungs- oder vom Finanzamt.

•

Wer sich immer wieder die akademische Mühe macht,
Gewalt primär nach Rechts und Links zu unterteilen,
wird sich eines Tages keine Mühe mehr geben müssen.

•

Vom vielen Wegsehen kann man auch blind werden.

•

Zunehmende Gerichtsverfahren stehen
nicht immer für zunehmende Gerechtigkeit.
Denn das Recht tut nur seine Pflicht.

•

Nicht nur in der Medizin, sondern auch
vor Gericht gibt es so etwas wie Patienten
erster und zweiter Klasse.

•

Überparteiliche Gerechtigkeit?
Das Leben des Täters interessiert mehr als der Tod des Opfers.

Schwerkriminelle, die sich vor Gericht als Possenreißer profilieren dürfen,
lassen Verhandlungen zur juristischen Farce entarten.

•

Fordert der Staat vom Bürger Zivilcourage,
so hat er couragiert voranzugehen.

•

Wir mästen den Rechtsradikalismus durch Tabuisierung
von Ursachen und Problemen.

•

Genetische Veranlagung,
gestörtes Elternhaus und Umfeld
sowie zur rechten Zeit
die richtige Menge Alkohol
bescheren uns vor den Augen
von Justiz und Gesellschaft
eine größere Integrität als denen,
die sich jahrelang
gegen ein schweres Schicksal
gestemmt haben,
ohne damit hausieren
gegangen zu sein.

•

Manche streiten nicht der Wahrheit wegen,
sondern nur, um ein fragwürdiges Recht zu bekommen.

Alle messen wir
– und wir messen alles –
mit zweierlei Maß.
Das jeweilige Maß bleibt uns jedoch bei anderen immer unverständlich.
Ungerechtes Recht muss sich erneuern oder abdanken.

•

Selbstgefälligkeit und Selbstgerechtigkeit
machen jeden Spiegel blind.

•

Kompliziertes Recht wird schlechtes Recht.

•

Die ungerechten Rechten und die selbstgerechten Linken lösen
– so wie sie sich darstellen –
kaum ein echtes Bürger- oder Menschheitsproblem.

•

Zur Strafe: Manche sollten so bleiben wie sie sind.

•

Was ist das für eine unehrliche Zeit, da man ein Schwein
nicht mehr einfach ein Schwein nennen darf,
ohne Angst haben zu müssen, von der Justiz
belangt zu werden.

•

Gern kokettieren wir mit amerikanischen Verhältnissen.
Doch den unerbittlichen Sheriff mögen wir nicht.

Brandstifter, Messerstecher, Grabschänder und andere
Egozentriker haben derzeit ungehemmte
Konjunktur. Wir sollten sie nicht aus den Augen lassen
oder schützend die Hände über sie halten.
Es sind in der Regel gefährliche Psychopathen, die sich rasend
schnell vermehren. Noch gefährlicher werden sie, wenn sie eine
naive Allgemeinheit mit politischer oder sozialer Motivation
beeindrucken.

•

Rechtsradikale? Gewaltradikale! Wenn zufällig keine Migranten
zur Faust sind, jagen sie Inländer.

•

Betrug an uns, den wir merken, irritiert kolossal.

•

Es gibt tausend Wege, kriminell zu werden,
aber nur wenige führen zurück.

•

Wenn Strafen schon nicht abschrecken,
sollten sie aber keinesfalls ermutigen.

•

Vom Recht ernähren sich viele,
vom Unrecht immer mehr.

•

Relation: Nein, nicht Auge um Auge, Zahn um Zahn.
Aber Zahn für Auge wäre manchmal erwägenswert.

Absurdität: Wenn sich ein Unschuldiger seine Todesart
auswählen darf, halten viele das für einen Akt
besonderer Gnade.

•

Graffiti-Sprayer sind begabte Menschen, die unsere
so triste Welt wesentlich bunter machen.
Nur zu oft an der falschen Stelle.

•

Guter Rat ist teuer, gutes Recht meist ebenfalls.

•

Standhaftigkeit:
Eher lassen sich Naturgesetze ändern, als dass Juristen obskure Gesetze abschaffen.

•

Wenn einiges auch erklärt werden kann, ist vieles nicht zu entschuldigen.

•

Menschheitsprinzip:
Die Ungerechtigkeit der Welt fängt bei uns zu Hause an.

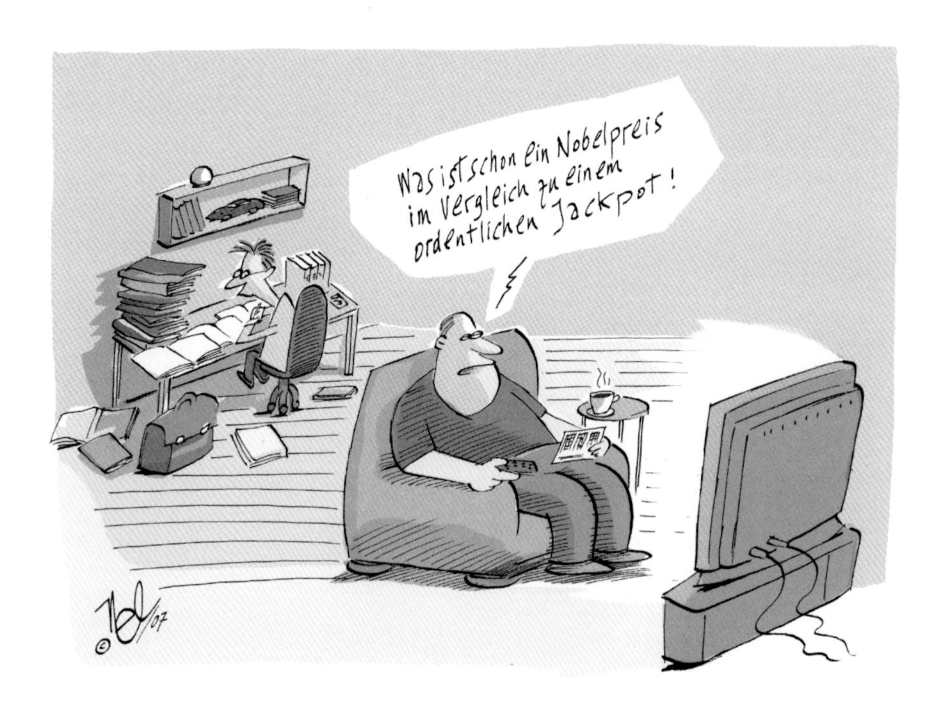
Was ist schon ein Nobelpreis im Vergleich zu einem ordentlichen Jackpot!

WER SICH SELBST
WENIG ZU SAGEN HAT,

kann auch anderen nicht viel sagen.

Charakter hat man.
Wenn nicht, kann man ihn für viel Geld auch ehrlich erwerben.

•

Erst in globalen Krisenzeiten wird uns bewusster,
dass die Begriffe Bank und bankrott unmittelbar zusammengehören.

•

Fahrlässiger Umgang mit dem Geld anderer ist eine zeitgemäße Form von Diebstahl.

•

Menschen mit viel Geld nötigen uns Respekt ab,
der ohne Geld nicht immer vorhanden wäre.

•

Wer von seiner eigenen Größe nicht überzeugt ist ..., so sprach der Zwerg.
Und schwieg dann in Bedeutsamkeit.

•

Aktionismus ist das Feigenblatt von Konzeptionslosen.

•

Gute Pferde
bringen auch schlechte Reiter erfolgreich ins Ziel.

•

In Abwandlung: Jeder soll nach seiner Fasson selig werden.
Aber nicht auf Kosten anderer.

Wer das Besondere nicht um sich herum findet,
wird es selten noch woanders finden.

•

Das Maß der Enttäuschungen entspricht immer
dem unserer nicht erfüllten Erwartungen.

•

Wenn moralische Maßstäbe mit expandierenden materiellen nicht mitwachsen,
sind falsches Anspruchsdenken und Kriminalität vorprogrammiert.

•

Die ständig auf der Suche nach sich selbst sind,
werden sich nur selten finden.

•

Zu hinterfragen wären diejenigen, die wissentlich Arbeitswilligen Arbeit
vorenthalten und jene, die prinzipiell nicht arbeiten wollen.

•

Manche Chefs sind hochintelligent. Sie werden nur falsch beraten.

•

Lässt der Lärm nach, drückt oft die Einsamkeit.

•

Erfolg ist, wenn noch Zeit für das Leben bleibt.

•

Flucht in das Mittelmaß heißt Abstieg.

Wer keinen Bock hat, kann ihn auch nicht umstoßen.

•

Vorausdenken ist schon die Hälfte vom Wollen und Durchführen.

•

Zeitgemäßes Motto: geht nicht, kann nicht, will nicht.

•

Gleichmacher mit satten Sprüchen und Gehältern
sind keine wohlmeinenden.

•

Die Frage, ob wir auf unser Vaterland stolz sein können,
entspringt absurdem Bescheidenhcitsverhalten.
Ob wir es aber tatsächlich auch können,
darüber sollten wir uns wenigstens
sachlich unterhalten dürfen.

•

Wer auch vieles aufholt, kann doch nicht alles nachholen.

•

Einer schlecht zu verarbeitenden Gegenwart
liegt nicht selten eine nicht verarbeitete Vergangenheit
zu Grunde.

•

Gute Entscheidungen zur falschen Zeit sind falsche Entscheidungen.

Wer morgen meint, muss heute schon beginnen.

•

Selbstlos: Der Riss in der Schüssel der anderen
besorgt uns mehr als der Sprung im eigenen Teller.

•

Bescheidenheit: Klagen will ich nicht. Aber vermelden darf ich's wohl.

•

Ungeduld: Mit den schnellen Erfolgen der modernen Technik
wächst die Erwartungshaltung des Menschen zur Lösung
seiner eigenen Probleme unverhältnismäßig mit.
Doch für sich selbst entwickelt er die wenigste Geduld.
Der Technik und ihren Helfern verzeiht der Mensch,
seinen körperlichen und seelischen Helfern kaum.

•

Wenn Greisen die Macht genommen wird,
sollten nicht gleich Kinder die Empfänger sein.

•

Vom Wandel: Aus manchem revolutionären Hausbesetzer
ward oft ein kleinbürgerlicher Hausbesitzer.

•

Jede Mode findet sich selbst am Schönsten.

•

Jede Lebenslüge beginnt
mit der kleinen Unehrlichkeit sich selbst gegenüber.

Demut ist eine Eigenschaft,
die von Charakter, Gefühl, Verstand, Einsicht
und Erfahrung geleitet wird.

•

Eingelullte Gesellschaft:
Die große bleierne Bürgergleichgültigkeit nährt sich von einem
blinden Schlüssellochinteresse, zentriert auf
unwesentliche Dinge unseres alltäglichen Zusammenlebens.
Aufwachen tut Not! Wer seinen Horizont nicht erweitern will,
kann weiterschlafen.

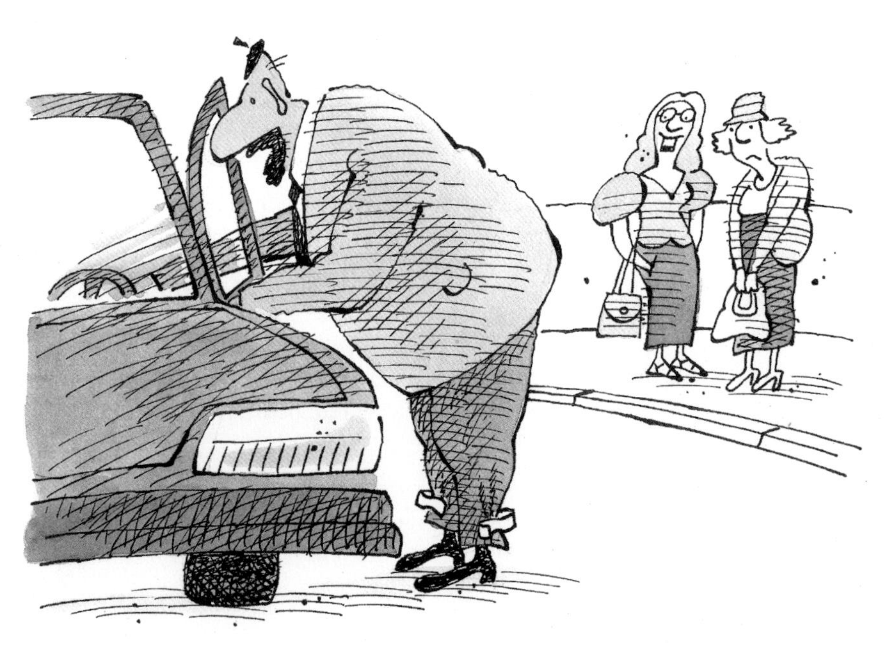

„DAMIT WILL ER ÜBERALL SEINE GRÜNE GESINNUNG DEMONSTRIEREN!“

Zum

GUTSEIN

gehören immer zwei:
Einer der gut ist und ein anderer,
der es zulässt.

Plausibilität und Erinnerung:
Gewisse Probleme müssen wir einfach formulieren,
damit sie nicht in Vergessenheit geraten.
Und andere sollten wir einfacher formulieren,
damit sie von vielen besser verstanden werden.

•

Bevor wir abwertend zweifeln, ob uns jemand richtig verstanden hat,
sollten wir uns fragen, ob wir alles verständlich erklärt haben.

•

Der Erfolgreiche hat wenig Kritiker, aber viele Neider.

•

Platte Neugier tarnt sich nicht selten als einfühlsames Interesse.

•

Durchdacht reden ist schwierig. Quatschen kann jeder.

•

Viele zwingen sich gewaltsam durch manches Nadelöhr.
Doch Zwang im Allgemeinen lieben sie nicht.

•

Lehrgeld, das in moralischer Währung gezahlt wird,
ist am teuersten.

•

Vor allem Politiker halten das nassforsche Abwatschen
des sogenannten Gegners für eine der wenigen
populistischen Möglichkeiten, um selbst Prestige und Profil zu gewinnen.

Es ist immer leicht, sich zu jeglicher Art
von Widerstand zu bekennen,
wenn man keine Nachteile
davon hat.

•

Diskussionen ohne Gefühlsanteil
sind fast so unsachlich
wie jene, die überwiegend
von Emotionen gelenkt werden.

•

Lästiger Streit,
dem man ständig ausgesetzt ist,
wird allmählich zu einer Art Gefangenschaft.

•

Heute ist ein Star, wer mit Getöse aus dem Rahmen fällt.

•

Wer mit sich selbst nichts anfangen kann,
kann auch mit gutem Wetter und guten Worten
nichts anfangen.

•

Eine streng vertrauliche Nachricht, die man schon dreimal
gehört hat, war nur halbvertraulich.

•

Manche halten schon das bloße Vor-sich-hin-Stinken
für den Duft der großen weiten Welt.

Unbefangenheit heißt
die Unschuld des Charakters.

•

Progressive moralische Entwicklung: Ausgehend
von der unbekümmerten Notlüge
geht die Tendenz immer mehr dahin,
ohne Not zu lügen.

•

Für die Seele der Technik bringt der moderne Mensch
mehr Empfinden auf als für die eigene.

•

Es gibt Menschen,
die ertragen es eher, einen anderen
zu verlieren, als zu ihm durchgängig
etwas freundlicher zu sein.

•

Woher die Kraft?
Die psychische Stabilität unserer Vorfahren
erwuchs nicht zuletzt aus der notwendigen Bewältigung
von Kriegen, Armut und anderen elementaren Konflikten.
Im eigenen und familiären Interesse.
Psychotherapie? Fehlanzeige!

•

Der Deutsche ist ein klagsamer Philosoph.
In die Schützengräben des Lebens hineingestellt,
kann er allerdings zum Helden werden.

•

Wenn borniert West auf borniert Ost trifft, kann man keinen Dialog erwarten.

•

Das ungewollte Heldentum ist das wahre.

•

Modern ist noch kein Qualitätsbeweis.

•

In schlechten Zeiten darf man keine Wünsche haben, aber Hoffnung.

•

Bewahre dir deine Meinung: Die von vorgestern könnte dir
schon morgen wieder nützlich sein.

•

Nicht unerfüllbare Utopien und Traumvorstellungen, sondern
das scheinbar Selbstverständliche schmerzt,
wenn es im Alltag fehlt.

•

Die beliebige Begründbarkeit fast aller Dinge ist
oberflächlich und charakterlos.
Wir müssen uns wieder daran gewöhnen, dass es
Dinge und Ereignisse gibt, die man weder akzeptieren,
noch guten Gewissens begründen kann.

Das Schlechte, das wir ohne Überzeugung tun,
macht uns irgendwann keine Freude mehr.

•

Erst der Austausch von Alltäglichem
macht den Alltag interessant.

•

Die kleinen, unerledigten Dinge drücken
den Gewissenhaften mehr
als die großen, ungelösten Weltprobleme.

•

Die unausgesprochenen Gedanken haben
ihre eigene Sprache.

•

Unwahrheit ist die schonendste Form der Lüge.

•

Das Erste, was bei einem schlechten Gewissen schwindet,
ist die Erinnerung.

•

Zeitlose Forderung an Moral und Charakter:
Anpassen ja, Verkaufen nein.

•

Wer sich Angst nicht vorstellen kann,
ist selten ein Mutiger.

Vandalismus als Ausdruck primitivster Zerstörungswut
sieht sich gern zu einer Form persönlichen oder sozialen
Protestes geadelt.

•

Manche unterhalten sich mittels ihrer Handys
und andere mit ihnen.

•

Die willkürliche Produktion von Medienstars
setzt bei diesen mehr Selbstwertgefühl
als Talent voraus.

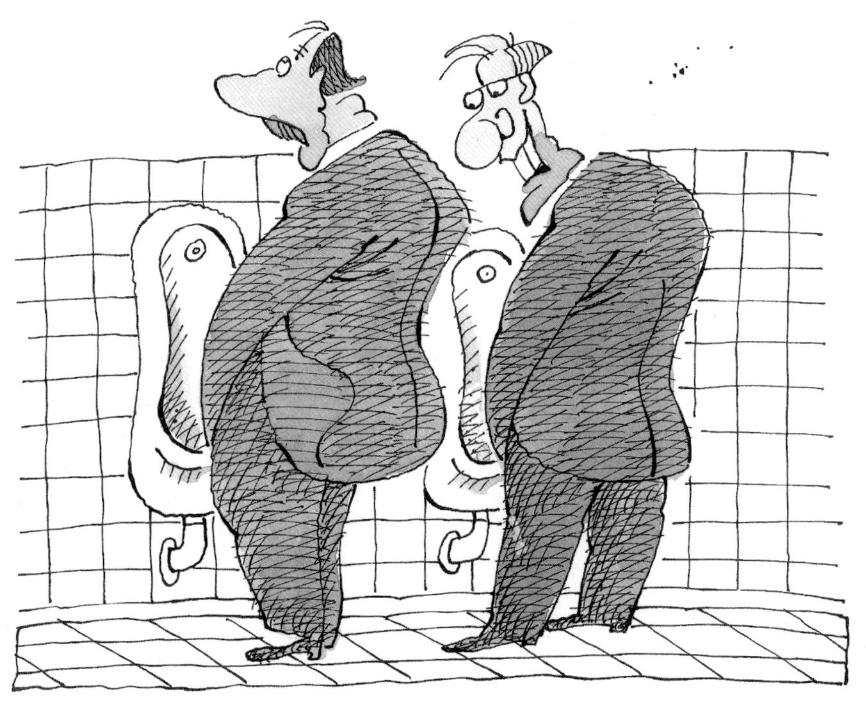

„KENNEN WIR UNS NICHT VOM FKK-URLAUB? – PREROW 1982 !!"

VIELE PASSEN SICH AN, SO GUT ES GEHT.

Aber vielfach geht es nicht so gut.

Der Revolutionär ist überwiegend – rein familiär gesehen –
ein konservativer Bürger.

•

Deutsche Mentalität? Aufbauen oder Zerstören.
Oder wenigstens Zerreden.

•

Feiste Gesichter und satte Bäuche machen sich bevorzugt zum Anwalt
hungriger Gedanken und Gefühle.

•

Gefühle und Leidenschaften sind zeitlos.
Nur das Bekenntnis zu ihnen ist zeitbezogen.

•

Intellektuelle sind meist feurige Avantgardisten oder statische Bedenkenträger.
Im Alter nehmen letztere zu.

•

Verzärteln und Verklären, dieses grundsätzlich Für-alles-Verständnis-haben-wollen,
deckt vielfach Ursprünge von Missverständnissen zu.

•

Zwischen Tabuisierungen und political correctness hat die
ungebundene Meinungsäußerung ihren Freiraum.

•

Sogenannte Käfigkämpfe sind der schlagende Beweis,
dass die Menschheit manchmal zwei Kulturstufen auf einmal
zurückspringen kann.

Wahlbedrängte Politiker geben wohlüberlegte Heiratsversprechen ab,
an die sie sich später nicht mehr erinnern können.

•

Hoffnung:
Jeder Mensch ist manipulierbar. Auch zum Guten.

•

Parteienwohl kollidiert allzu häufig mit Bürgerwohl.

•

Dummheit und Macht ziehen sich an.

•

Nicht das Unwissen der Mächtigen lässt uns fürchten,
sondern deren unverbesserliche Ignoranz.

•

Wer aus einem kleinkarierten Fenster nach außen schaut,
wird die Welt auch so sehen.

•

Frei sein, indem wir alles wegwerfen oder missachten,
macht nicht frei.

•

Widerspruch: Wir demonstrieren lautstark für edle Ideen,
selten für deren komplizierte Umsetzung.

Das Paradies ist kein Bewährungsfeld für Helden.

•

Selbst die Anarchie hat ihre Hierarchie:
Nur der Stärkste setzt sich durch.

•

Die Marktwirtschaft erfordert Planung, aber keine Planwirtschaft.

•

Im wohlverdienten Ruhestand können sich angeborene Faulheit und der physiologische Hang zur Untätigkeit erst richtig entfalten.

•

Verwegene sind nicht automatisch Helden.

•

Im Gegensatz zu klugen Argumentationen
findet jedes dumme Argument wenigstens einen Befürworter.

•

Der professionelle Kritiker trägt Verantwortung. Aber kein Risiko.

•

Der feine Unterschied:
Manche blödeln aus intellektueller Freude
und manche sind tatsächlich blöd.

Kosmetik:
Mängelveränderung ohne Ursachenbeseitigung.

•

Schlechte Götter
richten meist gute Religionen zugrunde.

•

Viele haben das Beste für alle gewollt,
aber nur für sich selbst verwirklicht.

•

Vergangenheitsbewältigung
– sofern sie nicht von uns selbst vollzogen wird –
ruft schnell fremde Geburtshelfer auf den Plan.

•

Alle Übertreibungen sind von Schaden. Es sei denn, sie treffen zu.

•

Es gibt Menschen, die würden viel Gutes tun, wenn man sie ließe.
Und lässt man sie, haben sie weder Lust noch Zeit.

•

Aus Furcht, als ganz rechts zu gelten, ergriff er die Flucht nach ganz links.
Wo er sich auch nicht wohl fühlt.

•

Manchmal nehmen wir gerade die Herausforderungen und Kämpfe an,
die wir mit Sicherheit verlieren werden.

Ist Vergangenheit gut oder das Gute Vergangenheit,
so ist konservativ zu sein progressiver als manches
revolutionäre Zukunftsgetöse.

•

Ein Zeitgeist ohne Wissen, Können und Moral als Maximen bleibt nur ein Kleingeist.

•

Es gibt Menschen, die sind schon jetzt von der Zukunft schwer enttäuscht,
als ob sie bereits Jahre darin gelebt hätten.

•

Wer regelmäßig sein Gesangbuch erneuert,
marschiert selten in der letzten Reihe.

•

Problembewältigung:
Die meisten haben sich gewendet.
Sie hätten sich nur wandeln müssen.

•

Die Märchenerzähler wechseln,
doch die Zahl der Hoffenden bleibt überall gleich.

•

Der Umgang mit Freiheit beleuchtet den Charakter eines Menschen.

•

Viele tragen Verantwortung. Aber nur wenige fühlen sich verantwortlich.

TRAURIGE LIEBE

fängt häufig
wie die ganz große an.

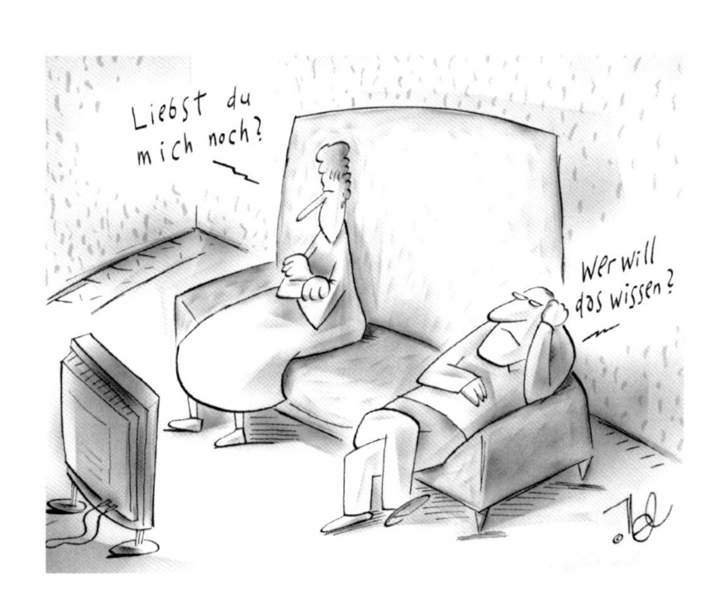

Wenn zwei gemeinsam träumen,
so ist der eine manchmal weit weg auf einer anderen Insel.

•

Egoisten können nicht selbstlos lieben.
Aber selbstlos Liebende sollten von Fall zu Fall auch
egoistisch sein können.

•

Das Wort Liebe, zu selten gesagt,
kommt uns dann fremd vor,
wenn wir es wahrhaftig damit meinen.

•

Oft halten wir den richtigen Schlüssel in der Hand
und suchen nach einem anderen.

•

Alle Menschen streben nach Liebe und kalkulieren selten ihr Unglück dabei ein.

•

Es gibt Menschen, denen würden wir liebend gern verzeihen.
Aber sie lassen uns nicht.

•

Wir brauchen nicht immer Aufsicht, aber spürbare Nähe.

•

Die Vernunft kommt mit dem Schmerz.

Zeit oder Liebe hinterherzulaufen heißt, sich in ein Wasser
zu stürzen, das schneller fließt, als wir schwimmen können.

•

Liebe, kalt serviert, ist unbekömmlich.

•

Vorwiegend Männer sind es, die
– innerhalb der Familie missachtet oder unterdrückt –
gern außerhalb derselben konsequente Stärke demonstrieren.

•

Liebe, zu selten gefordert, verkümmert.

•

Schon mit einem kleinen Kompliment
übernimmt man eine Menge Verantwortung.

•

Abschied:
Es fällt zuletzt nicht leicht zu sagen,
dass man sich auch vorher nichts zu sagen hatte.

•

Treue imponiert uns besonders,
wenn wir ihrer dringend bedürfen.

•

Manche können sich
gerade solange in eine Art Liebe
hineinsteigern, wie sie ihnen nützlich ist.

Emanzipation:
Je fleißiger die Frauen, desto gesünder die Männer.

•

Eine Liebe ohne gemeinsame Träume
sollte wenigstens gemeinsame Wünsche haben.

•

Wenn eine kleine Lüge
einer großen Liebe dient,
ist das nicht unmoralisch.

•

Wenn Eifersucht fehlt,
ist es nicht immer mangelndes Engagement,
sondern Einsicht.

•

Liebe, Trauer und Reue sind fühlbar, aber nicht messbar.

•

Wenn man nirgendwo erwartet wird,
ist es leicht, abzusagen.

•

Wenn der arrogante Verstand verrückt spielt,
wird das einfältige Herz selten gefragt.

•

Jeder Mensch erlebt seine eigene Liebe oder seine eigenen Lieben.
Oder er erlebt keine Liebe, keine Freude, keine Enttäuschungen.

Das Lächeln einer schönen Frau besticht uns mehr
als alle scharfsinnigen Argumente gegen sie.

•

Zu Vorwürfen gegenüber dem sozialen Umfeld:
Wie sollten Nachbarn merken, dass eine Frau schwanger ist,
wenn diese selbst – und die engsten Mitglieder ihrer Familie –
nicht merken, dass sie schwanger ist.

•

Die Menschen können großherzig lieben und kleinherzig hassen.

•

Wer weggeht, sollte wissen, wo er hingeht.

•

Hochzeit ist auch immer etwas Beerdigung.
Bloß anders. Und nicht so traurig.

•

Eltern ohne Liebe und Fantasie erziehen bestenfalls lieb- und fantasielose Kinder.

•

Eine scheintote Ehe wird manchmal
durch einen Dritten wiedererweckt.

•

Manche farblosen Männer fallen
nur durch ihre bunten Frauen auf.

Zeitlos:
Für die großen Erfolge in der intimen Welt der Familie
sind selbstverständlich seit jeher
die Männer verantwortlich.
Im günstigsten Falle werden den Frauen
die kleinen Misserfolge überlassen.

•

Schrecklich: wenn man vom Mai träumt
und im November aufwacht.

•

Einen treuen Spatzen
sollte man nicht wegen jeder gurrenden Taube verlassen.

•

Oft kann man viele besser entbehren
als einen einzigen Menschen.

•

Ein langer Weg bedeutet nicht nur Unbequemlichkeit.
Es kommt darauf an, wie interessant er ist und
mit wem man ihn geht.

•

Liebe ist
eine ein- bis zweiseitige Absichtserklärung.
Manche glauben, sie sei ein Vertrag.

•

Unvernunft ist ein starker Arm der Liebe.

Das menschliche Bedürfnis nach etwas Liebe
ist allgemein größer
als Wissen und Furcht vor Enttäuschung.

•

Wenn es sich nicht freiwillig auf uns zubewegt,
kann man auf Dauer nichts mit Gewalt an sich binden.

•

Charme mildert Ungeschicklichkeit.

•

Deren Kapital nur die Schönheit ist,
die haben im Alter ein schlechtes Konto.

•

Nur wer sicht gut versteht,
kann auch harmonisch miteinander schweigen.

•

Auch scheintote Liebe sollte begraben werden.

•

Mit lieben Menschen und guten Ideen
muss man sorgsam umgehen.

•

Von vielen Leidenschaften
bleiben uns meist nur einige Überzeugungen übrig.

Liebe kann man geben und empfangen, aber nicht einklagen.

•

Gravierende Fehler – selbst gemacht – entheben nicht
der Kritik an anderen.

•

Der starke Aufwand für eine sinnlose Eifersucht
wäre besser vorher einer schwachen Liebe zugute gekommen.

•

Morsezeichen der Liebe
sind nur von Auserwählten zu entschlüsseln.

•

Wer viel liebt und von vielen geliebt wird, hat mehr Freude
an vielen und vielem, aber selten das Glück, das eine große
Liebe mit einem Einzelnen ausmachen kann.

•

Der Tod einer Liebe trifft uns nur unverhofft,
wenn wir die Symptome ihrer Krankheit
übersehen haben.

•

Wenn man Liebe immer bitten muss, ist es vielleicht keine.

•

Liebe macht vor keinem Alter halt.
Sie durchweht bewusst und unbewusst
fast alle Jahrzehnte unseres Lebens.

Wer nicht lieben kann oder selbst nicht geliebt wird,
kommt mit der Liebe anderer
und mit sich selbst nicht zurecht.

•

Die Phasenunterschiede der Liebe:
Wer lieben will, wird augenblicklich nicht geliebt,
und will er dann nicht mehr,
so läuft ihm die Liebe nach.

•

Es ist erschreckend wenig, was von großer Liebe
manchmal übrig bleibt.

•

Eigenartigerweise ist nur die Liebe
zwischen den Menschen begrenzt.
Alle Unartigkeiten und Schwächen dagegen
scheinen nicht rationiert.

•

Für die wahre Liebe halten wir die, die wir wollen,
und nicht die, die wir bekommen.

•

Eine alltägliche Beziehung:
Er interessierte sich eigentlich nicht richtig für sie.
Aber er war rasend eifersüchtig.

•

Manche Ehepartner nehmen ihre gegenseitige Fürsorgepflicht
ziemlich gnadenlos wahr.

Proportionen: Zwei Drittel aller Frauen sind
durch ihre Ehegatten gestraft und ein Drittel
aller Ehemänner durch ihre Frauen.
Da alle Leidenden und Triumphierenden zusammen wieder drei
Drittel ergeben, wird aller Welt eine relative Ausgeglichenheit
von Siegern und Besiegten vorgetäuscht.

•

Die Augen der Liebe färben auch die Donau blau.

•

Neulich las ich, Gen-Mais macht impotent.
Viele Impotente, die keinen Gen-Mais essen,
haben jetzt ein Erklärungsproblem.

•

Die richtigen Männer sind für die richtigen Frauen
fast unerreichbar: Entweder sind sie vergeben,
gestorben oder es sind Seemänner,
die nur alle sieben Jahre an Land kommen.

•

Zur Untreue gehören immer mehrere. Zumindest aber zwei.

•

Liebe kann ein verheerender Brand werden,
an dessen Feuer sich viele zuerst nur wärmen wollten.

•

Das Miteinander-aneinander-Vorbeileben
ist eine schreckliche Form der Partnerschaft.

Das Recht des Stärkeren ist nur so stark
wie der Stärkere selbst.

•

Wenn wir das Niveau unserer Liebe
von dem Gewicht materieller Geschenke abhängig machen,
sind wir nicht mehr von der Liebe,
sondern von den Geschenken abhängig.

•

Die schönsten Dinge im Leben
kosten am wenigsten Geld.

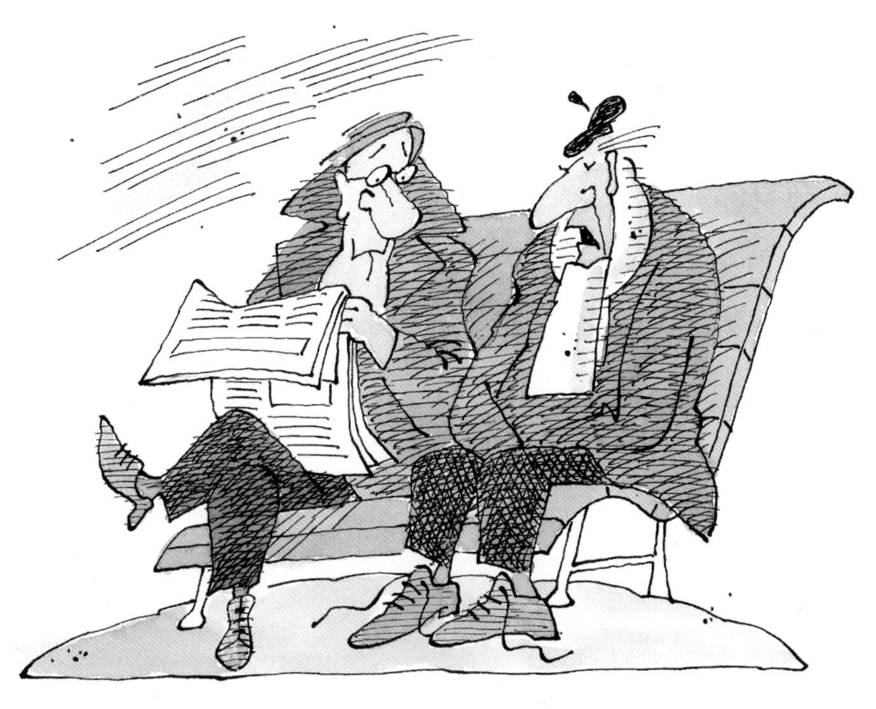

„WIE SIE SEHEN, HAT SO'N JUNGGESELLEN-
LEBEN AUCH SEINE SCHATTENSEITEN!"

WEHRET DEN ANFÄNGEN,

nicht den Anfängern.

Torheit birgt in sich eine gewisse Verlässlichkeit.

•

Bestechende Logik:
Weil immer alles teurer wird, wird alles immer teurer.

•

Auch bei geistigem Durchfall helfen die üblichen Beruhigungsmittel
nur kurzzeitig und subjektiv.

•

Jeder fordert vom anderen Zuwendung,
aber nur wenige der Fordernden wollen diese auch anderen geben.

•

Die Tränen der Erbenden sind nicht immer die der Liebenden.

•

Die Sicherung jeder Freiheit geschieht auf Kosten anderer Freiheiten.

•

Unter harmloser Vergesslichkeit verstecken wir nicht selten
unser bewusstes Vergessen.

•

Im Prinzip ist jeder zu ersetzen,
für einige braucht man bloß mehr Zeit.

•

Respektarme Aufmüpfigkeit firmiert gern als Zivilcourage.

Bleiben gewohnte Schicksalsschläge einmal aus,
werden manche Menschen unsicher.

•

Über Dinge und Prozesse, die anscheinend
reibungslos funktionieren,
wird selten noch kritisch nachgedacht.

•

Das kleine Welttheater
sucht sich immer wieder neue
Helden und Komparsen.

•

Warnung: Einflüsterer, Beschwichtiger, Verzerrer,
Verzögerer, Heißmacher und Schönredner
sind zu fast jeder Zeit die Falschen.

•

Intellektuelle Vorsicht: Wahrhaft Intelligente
lassen sich ohne Zwang nicht
ihren Intelligenzquotienten (IQ)
bestimmen.

•

Fehler der Technik verzeihen wir. Aber einem Menschen selten.

•

Unterhalb der Gürtellinie lässt sich gut Schlagzeilen machen.

Zivilcourage ist der selbstverständliche Mut,
den wir vehement von anderen fordern.

•

Einer der Vorteile der Demokratie besteht darin,
dass sie sich selbst zu Fall bringen kann.
Blutige Revolutionen sind nicht immer notwendig.

•

Davor und danach:
Entscheide ich mich vor den Wahlen für eine andere Partei als bisher,
ist diese nach den Wahlen tatsächlich eine andere Partei geworden.
Inhalt und Aussagen sind nicht mehr dieselben, denn alles fließt.

•

Tabuisierung ist oft die Tarnkappe von Lüge und Verlogenheit.

•

Qualifiziertes Reden oder eine solche Unterhaltung setzt Intellekt voraus.
Ansonsten sind es nur Redereien.

•

Wer sich ständig zwischen alle Stühle setzt,
wird im Nachhinein feststellen,
dass auf manchem für ihn noch
bequem Platz gewesen wäre.

•

Unter dem Vorwand der Liebe und Fürsorge beobachten
und argwöhnen wir, an Stelle zu lieben und zu sorgen.

Toleranz ist nicht die Grundlage des Vergessens,
sondern des Verzeihens.

•

Warten kommt uns nur unerträglich vor,
wenn wir zuerst da oder auf Dauer allein sind.

•

Wenn man die Welt verlässt, sollte sie wenigstens gedanklich sortiert sein.

•

Stärke übt Konsequenz und nur selten Gewalt aus.

•

Sparen heißt kaum, mit der Hälfte der Luft
besser atmen zu können.

•

Bei einigen Menschen bin ich mir sicher,
dass sie lesen können.
Doch ob sie lesen, nicht.

•

Befreiung: An sich bräuchten wir keine Schulen,
keine Gymnasien, keine Examen. An sich.
Nein, es geht auch ohne. Man müsste nur ohne Lernen
und Prüfungen solides Wissen und Leistung erbringen
und anwenden können.

•

Sprache und Schrift sollten nicht verklären, sondern erklären.

Viele verfremden sich, um sich selbst zu gefallen.

•

Manchen wird mehr ihre Schönheit
als ihre Torheit zum Vorwurf gemacht.

•

Auch Götter suchen
in größter Not einen starken Gott.

•

Nichtstun kann sehr interessant sein,
wenn es nicht verordnet ist
oder gar zur Philosophie wird.

•

Hohe Stufen des Unwissens
sind für alle erreichbar.

•

Die vordergründige Sorge
um den anderen ist manchmal
nur die Sorge um sich selbst.

•

Das Gute muss mehrfach erzählt werden,
damit es geglaubt wird.
Aber es muss vielfach mehr getan werden,
damit es sich durchsetzt.

Der fade Pfad der Tugend führt manchmal
geradezu in die Erlebnislosigkeit.

•

Die Spaßgesellschaft hat für ernste Probleme
fast immer eine spaßige Lösung parat.
Leider selten eine ernsthafte.

•

Zu viel Edelmut bei Verzicht könnte auch Desinteresse sein.

•

Zeit: Vorbeigleiten, ohne anhalten zu können.

•

Makaber ist vielfach
der Humor der Humorlosen.

•

Manche nennen ihre Schulden
offensive Finanzpolitik.

•

Macher und Tuer unterscheiden sich
durch das Ergebnis.

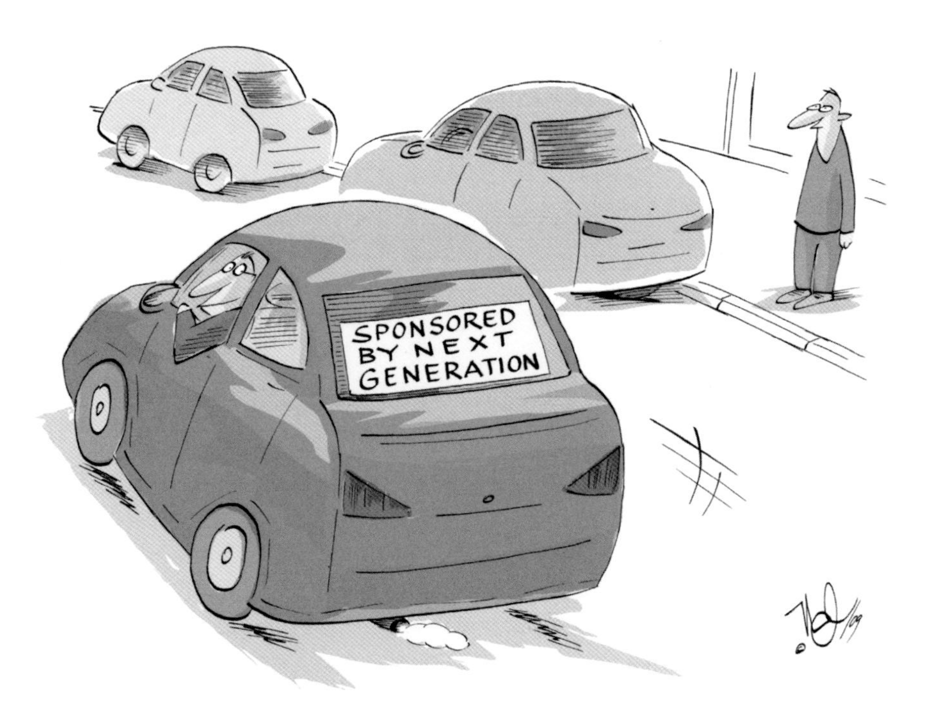
SPONSORED
BY NEXT
GENERATION

DAS ALTER

ist eine Sackgasse
ohne Wendemöglichkeit.

Alter und Krankheit weisen uns den Weg.

•

Korrigierte Erinnerung: Als wir alle noch
richtig glücklich waren, waren wir jung!

•

Im Alter – so empfinden wir – fallen auch die Kalenderblätter schneller.

•

Ein Teil der Dinge, die wir nicht wieder finden,
beruht nicht auf Mystik, sondern auf reiner Vergesslichkeit.

•

Alter: Die Erwartungen an den Frühling sind bescheidener geworden.

•

Die häufige Ankündigung in einer liebevollen
Partnerschaft: „Ich werde dich mit Anstand unter die Erde bringen",
schließt brutale Mordabsichten vorerst aus.

•

Im Alter steht nicht immer die Frage
im Vordergrund, wie gut wir laufen können,
sondern wie viele Runden es noch
bis zur Zielankunft sind.

•

Erinnerung: Auch der Schnee von gestern war nicht immer weiß.

Der Preis des Alters ist mitunter Fettleibigkeit, Schwerhörigkeit,
Gelenkschmerzen und Verlust der letzen Illusionen.

•

Wir freuen uns, dass die Zeit schnell vergeht,
wenn sie uns einem begehrten Ziel näher bringt.
Doch um wie viel mehr entfernt sie uns
durch ihren raschen Verfall von größeren Zielen.

•

Wenn unsere Ansprüche an andere so gering wären,
wie die an uns selbst,
gäbe es kaum Enttäuschungen.

•

Jugend verkleidet sich gern, Alter nicht.
Denn Alter ist schon Verkleidung an sich.

•

Die Arroganz der Alten ist abgestanden,
die der Jugend unausgegoren.

•

Führungswandel:
Die Jugend will verführen
und verführt werden.
Das Alter muss sich oft
führen lassen.

•

Schöner zu sein als am Tag zuvor,
fällt mit zunehmendem Alter immer schwerer.

Alter, Krankheit, Armut isolieren,
machen das Alleinsein zur Last.

•

Jede Generation lebt mit Wünschen,
Vorstellungen, Fehlern,
die sie als unerledigte Hypotheken
an die nächste weitergibt.

•

Der Vorzug von Alter und Reife ist die Fähigkeit,
grundsätzlich mit weniger auszukommen.
Aber, wenn es geht, mit Besserem.

•

Die Idole gehen. Die Ideale bleiben.

•

Jugendwahn: Von den Erwachsenen produzierter Wahnsinn.

•

Wenn einem das Alter wohl will,
begreift man, was man hätte begreifen müssen.

•

Wer sich einer besonnten Jugend erinnert,
meint allgemein keine bessere Zeit,
sondern nur unversehrte
Illusionen.

Wenn wir die Fehler von gestern negieren,
können wir auch die von heute umso schneller vergessen.

•

Im Alter sterben zuerst die Illusionen
und die Hoffnung.
Erst dann die Erinnerungen.
Und dann wir selbst.

•

Wer untätig auf den Zeiger der Uhr schaut,
wird die Zeit nicht aufhalten.
Er weiß allenfalls, wie spät es ist.

•

Wir bewundern die ewige Jugend
und sind dann erstaunt, dass auch diese älter wird.

•

Viel Zeit hat man nicht.
Aber wer sich keine nimmt,
hat noch weniger.

•

Das Alter verändert die Träume.

•

Die Hektik des Alters korreliert mit der Gewissheit des absehbaren Endes.

•

Dem Tod gegenüber geben wir uns relativ gefasst.

Etwas unsicherer macht uns das Problem des
Sterbens und die dazugehörigen Fragen nach
dem Wann und Wie.

•

Jugend bedient sich des ungeschriebenen Rechts,
angenehme Fehler bei Bedarf wiederholen zu dürfen.

•

Eine Zeit, in der nur Coolsein cool ist,
erscheint uns eine armselige und zugleich gefährliche Zeit.

•

Wenn die Diktatur der Alten durch das Diktat der Jungen ersetzt wird,
kann die Gerechtigkeit allgemein nicht größer werden.

•

Der Reigen: Die jetzt mit Eiern, Farbbeuteln oder Dreck beworfen werden,
haben früher selbst geworfen oder mit den Werfern sympathisiert.
Die Saat der Jugend geht hin und wieder im Alter auf.

•

Manch hohes Alter beschließt ein Lebenswerk, das eigentlich nicht stattgefunden hat.

•

Alt werden, ohne gesund zu bleiben,
ist kein erstrebenswertes Glück.

•

Nicht jede Jugend verläuft wie eine strahlende Kür und
manches Alter gleicht nicht unbedingt einer erbärmlichen Pflicht.

Die schnellsten Beine hat die Zeit.
Wenn auch nicht die schönsten.

•

Epische Gespräche über die Vergangenheit
entheben uns mitunter derer über die Zukunft.

•

Neugier auf den nächsten Tag ist das Elixier des Alltags.

•

Im Wettlauf mit der Zeit
gibt es auch Mitlaufkrisen.

•

Die Dialektik gleicht einem Karussell.
Nicht nur, dass es sich sehr schnell dreht,
sondern fast jeder Benutzer behauptet,
auf dem vordersten Platz
in der richtigen Richtung zu sitzen.

•

Es gibt Menschen, denen man viel Zeit schenkt und die danach glauben,
man hätte diese nicht besser nutzen können.

•

Trauriger Ausblick:
Da in Zukunft fast alle Handlungen
nur noch virtuell stattfinden,
werden unsere schönsten Leidenschaften wie
Essen, Trinken, Lieben und Bewegen
bald vergessen sein.

Wenn der Tod kommt,
wird es draußen nicht stiller.

•

Sich mit Geschichte zu befassen,
ist nicht unkritisches Registrieren, sondern kritisches
Nachwiegen.

•

Wir kokettieren mit dem Alter,
aber nicht mit dem Sarg.

•

Je älter wir werden, desto schneller scheint die Zeit zu vergehen.
Doch wir verleben sie nicht schneller,
sondern nur bewusster.

•

Älter würden wir gern. Nur etwas später.

•

Primär die Eltern zu erziehen,
wäre eine gute Vorleistung für manche Kinder.

•

Mit den Jahren wachsen automatisch
weder Haare noch bessere Einsichten.

•

Auch alte Uhren zeigen die Zeit von heute an.

Wenn ich nicht mehr fähig bin,
dieses „Lasst mich sterben“ zu artikulieren:
Dann lasst mich sterben!

•

Das Alter hat nicht immer Recht.
Die Jugend hat nicht immer Recht.
Letztere hat deshalb die Pflicht,
für das Alter klüger zu werden.

•

Das Rauschen der alten Bäume auf den Friedhöfen
ist eine geheimnisvolle Musik,
deren Botschaft uns von Jahr zu Jahr
verständlicher wird.

•

Manche gehen und manche stehen
mit der Zeit.

•

Alt ist, wer bei jedem Geschenk oder einer Anschaffung
schon über künftige Erbschaft oder Entsorgung
nachdenken muss.

•

Die Einsamkeit im Alter beginnt schon viele Jahre vorher.

•

Das alte Gesicht, das mir vom morgendlichen Blick
in den Spiegel so vertraut war,
ist ein neues geworden: noch älter.

Maulhelden? Eine nicht zu übersehende Aufschrift
am Heckfenster einer schon verdächtig schwarz
lackierten Limousine:
Airbag – nein danke – wir sterben wie Männer!
Fazit: Wer wenig Gehirn hat, braucht auch wenig Airbag.

•

Anfangs genügen Vorstellungen,
später nicht einmal mehr Pläne.

•

Alter impliziert
Verabschiedungen
und nur selten noch
neue Bekanntschaften.

•

Nur der Gesunde
fühlt sich unsterblich.

•

Die Beichte ist ein lobenswertes Geständnis.

•

Trauerfeiern geraten im Regelfall zu eindrucksvollen Demonstrationen der Nochlebenden.

•

Neugierige und Gläubiger sind
die zuverlässigsten Begräbnisgäste.

Der Zeit voraus: Mein schlichtes Grabmal ist in Arbeit.
Doch die vielen unberäumten Ecken in meiner Wohnung sind es noch nicht.

•

Finale Neubewertung:
Auch dem schlechtesten Menschen wird
zum Abschied ein guter Nachruf geschmiedet.

•

Nur Gott macht keine Unterschiede.

•

Trauergedanken: Die Anteilnahme beim Ableben
eines Menschen richtet sich nicht nach dem Alter
der Verstorbenen,
sondern nach Intensität und Aufrichtigkeit
der Beziehung zueinander.

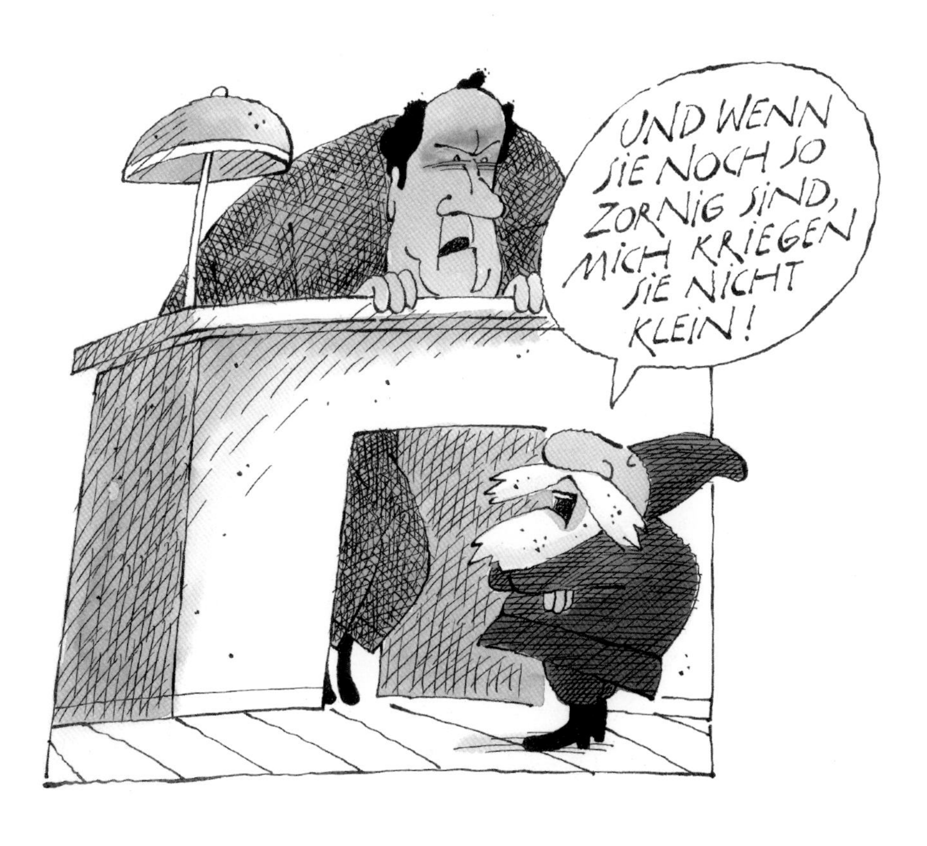
UND WENN SIE NOCH SO ZORNIG SIND, MICH KRIEGEN SIE NICHT KLEIN!

Jeder

HINTER DEM SCHREIBTISCH

ist der Größte.
Solange er dahinter sitzt.

Für vieles finden wir eine Ursache und eine Begründung.
Aber wir sollten von Fall zu Fall auch bekennen, dass es für vieles keine Billigung gibt.

•

Reisende Chaoten sind rasende Chaoten.

•

Notorische Brandstifter sollten einen angemessen hohen Scheiterhaufen erhalten.

•

Trugschluss: Benzin- und Ölpreise steigen nicht – wie von vielen vermutet –
automatisch an Feiertagen und zu Ferienbeginn,
sondern Feiertage und Ferienbeginn lagern sich in periodischer Regelmäßigkeit
um gerade ansteigende Benzin- und Ölpreise.

•

Gewalt ist eine ansteckende Krankheit, die zur Seuche werden kann,
wenn Ursachen und Symptome auf Dauer verharmlost werden.

•

Fahrrad-Rambos sind wenigstens umweltfreundlich.

•

Auch Narrenfreiheit will erkämpft sein.

•

Vandalierer bekennen sich öffentlich zu ihrer inneren Anarchie.

•

Die Flotte der Narrenschiffe wird immer größer.

Verlust: Leute mit allzeit gesättigtem Bauch
und gewärmtem Hintern
können sich nicht mehr Eisblumen
an gefrorenen Fenstern vorstellen.

•

Mit Offenheit und Wahrheit gewinnt man Freunde
und verliert Bekannte.

•

Mutige Visionäre: Es gibt Einzelkämpfer und Parteien,
die fordern im angeblichen Interesse ihrer Mandanten
Volksfeste auf dem Mond.
Für Beköstigung dort oben wie auch für
Hin- und Rücktransport
sind selbstverständlich andere zuständig.

•

Die von anderen konsequent Gewaltlosigkeit fordern
und sich für universelle Gewaltfreiheit einsetzen,
verwirklichen sich selbst nicht immer gewaltlos.

•

Mancher Verdienste und Bedeutung
wird uns erst durch eine geschönte Grabrede offenbar.

•

Da die deutsche Sprache immer weniger
sinnvolle Inhalte verkünden kann,
bedient sie sich zunehmend der englischen,
um diesen Missstand zu verschleiern.

Wenn wir die weiten Sterne nicht erreichen,
neigen wir dazu, das Weltall verändern zu wollen.

•

Bedarfszeit: Neulich las ich von einer einfachen
Zeitschaltuhr. Wichtiger wäre für unser Leben eine
Zeitabschaltuhr, die wir nach Belieben und Bedarf
auch wieder einschalten könnten.

•

Manche können noch nicht einmal
dem Guten das Beste abgewinnen.

•

Dolmetscher sind sprachliche Transportarbeiter,
die auch geistiges Leergut
bewegen müssen.

•

Koketterie: Eine Welt, die Betrüger erzieht, wundert sich kopfschüttelnd,
woher Betrüger kommen.

•

Die Freiheit der Andersdenkenden hat ihre historischen Grenzen:
Links und Rechts.

•

Reifeprozess: Jedes sinnlose Formular, das wir irgendwo
zusätzlich ausfüllen dürfen, gibt uns vermehrte Sicherheit
und innere Stabilität für das Ausfüllen weiterer,
meist sinnloser Formulare.

Die Selbstgerechten: Sie sind überall. In jedem Land, in
jeder Stadt, Partei, Familie, an jedem Stammtisch.
Sie regieren und dirigieren. Überall.
Sie halten sich von einer höheren Macht auserwählt,
Wahrheit zu verstehen und zu sprechen.
Sie zweifeln an allem und jedem. Nur nicht an sich selbst.
Sie sind belastend und unausstehlich.
Und deshalb entbehrlich.

•

Evolution nach Revolution:
Auch Götter wachsen immer wieder nach.

•

Romantiker lassen sich mehr von Verklärung
als von Erklärung leiten.

•

Die Klugen hinterher sind
die gefährlichsten Klugen.

•

Manche unkluge Entscheidung
hat sich als Vernunft getarnt.

•

Diejenigen, die Wohlstand und Konsum verteufeln,
wollen ihn erst einmal erreichen. Oder nicht aufgeben.

•

Tabuisierungen sind das schwache Schutzschild
einer verklemmten Gesellschaft.

Der Zeit fehlen Zeit und Tiefe:
Es werden zunehmend Polemiken ausgetauscht
und kaum noch Argumente.

•

Erfreuliche Erkenntnis: Die Summe der Schweine in Ost und West (und überall) ist – prozentual gesehen – immer gleich.

•

Für Kritik sind wir durchaus empfänglich,
für Lob aber mehr.

•

Nur in Deutschland gibt es keine faulen Faule,
sondern nur fleißige Faule oder faule Fleißige.

•

Eine einigermaßen funktionierende Rumpeldemokratie
ist allemal besser als ein auf bieder lackiertes totalitäres System.

•

Vorwürfe und Anschuldigungen allein
sind keine Basis für ernsthafte Dialoge.

•

Man sollte die Kirche im Dorf lassen,
aber ab und zu um sie herumgehen.

Manche nehmen

IHREN HUND AN DIE LEINE,

um sich selbst auszuführen.

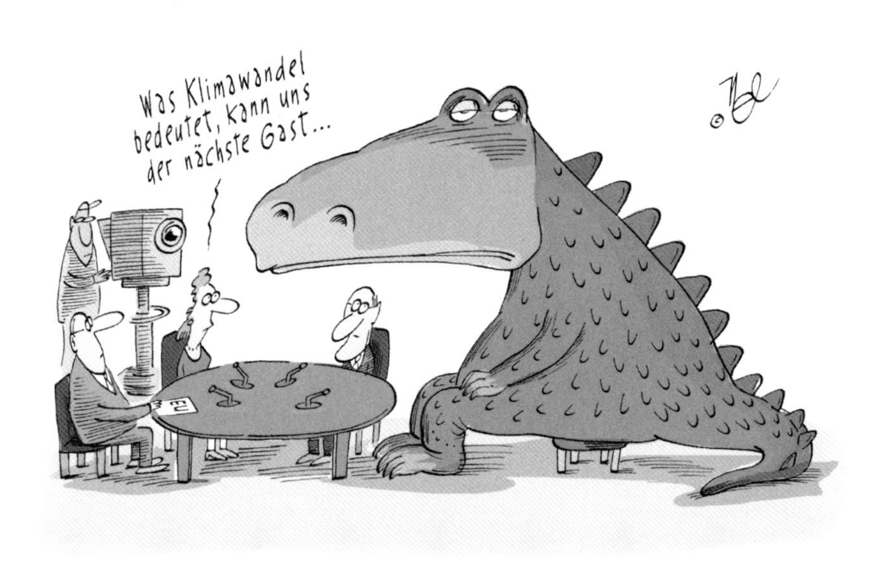

In diesen schweren Zeiten bewundere ich besonders die Mutigen,
die aus sicherer Entfernung auf wehrlose Haustiere schießen,
bevor sie sich irgendwann an Menschen versuchen.

•

Da wir schon die Gesetze zum Schutz
der Menschen nicht richtig anwenden,
können wir kaum auf konsequenten Tier- und Artenschutz hoffen.

•

Indem wir über die Sinnfälligkeit der Zeit reden, vergeht sie.

•

Erst, wenn wir sicher im Sattel sitzen, lassen wir die Sporen blitzen.

•

Es gibt Menschen, die erzogen werden, indem sie nicht erzogen werden.

•

Null-Bock-Exoten oder andere Egomanen – auf sich allein gestellt –
haben im Urwald oder am Polarkreis keine Chance,
sich selbst zu verwirklichen.

•

Es gibt viele gute Pferde, die nur das Pech haben, im falschen Stall zu stehen.

•

Das Schweigen im Wald hört nur, wer mit offenen Ohren spazieren geht.

•

Einsam sind die Inselbewohner erst auf dem Festland.

Hase und Igel: Die Zeit ist schon am Ziel,
wenn wir erst starten.

•

Da Genies in der Schule fast immer schlampig waren,
wärmen sich viele Schlampige an der Hoffnung,
irgendwann noch ein Genie zu werden.

•

Unordnung spricht uns von Fall zu Fall an,
solange wir nicht im Chaos versinken.

•

Der Nachahmungstrieb des Menschen
beschränkt sich primär auf das Negative,
denn das Positive kostet Kraft und Überzeugung.

•

Die bunt-brutale Mickey-Mouse-Welt kümmert sich
um alles Unwesentliche.
Denn das Wesentliche ist belastend.

•

Verstörte Haustiere sind vielfach nur das Produkt
von gestörten Besitzern.

•

Ein Ochse als Akademiker ist schlecht vorstellbar.
Aber ein Akademiker als Ochse schon.

Der Affe im Deutschen will nicht nur ein deutscher Affe
sein, sondern mit altdeutscher Hingabe bis Selbstaufgabe
ein international orientierter Nachäffer.

•

Die bekanntesten Rennschnecken der Bürokratie heißen Gleichgültigkeit,
Willkürlichkeit, Sorglosigkeit und Selbstzufriedenheit.

•

Wer viele Blätter aus sommerlichen Tagen
aufgehoben hat,
kann sich später in der Illusion
eines langen Sommers wiegen.

•

Fröhliche Weihnachtszeit:
Preisgünstige Haustiere für den Gabentisch
werden häufig später ebenso entsorgt.

•

Nicht alle Menschen, die Tiere lieben,
sind gute Menschen.
Aber wer Tiere quält oder aus Eigensucht opfert,
ist kein guter Mensch.

•

Metamorphose: Aus mancher sanften Welpe entwickelt sich nicht selten
ein besonders harter Hund.

•

Trojanische Pferde lahmen selten.

Wer Tiere quält, besitzt auch ähnliche Voraussetzungen für den Menschen.

•

Viele Vögel wären lieber Adler als ein Superstar.

•

Die Weltsicht von Ameise und Adler
ist unterschiedlich beschränkt.

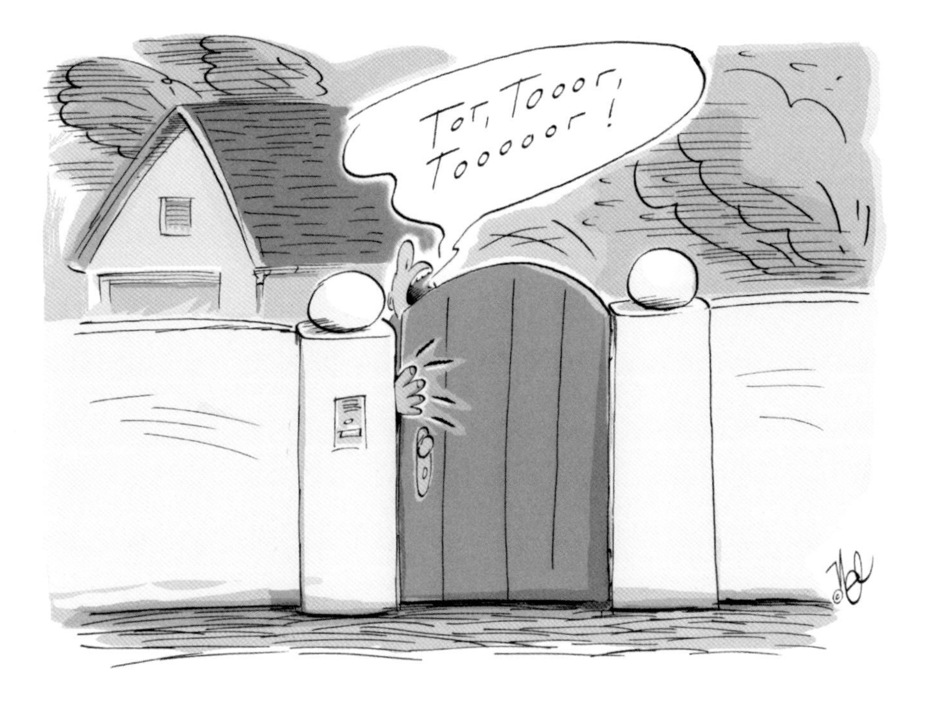
Tor, Tooor, Toooooor!

AM RANDE DES FUSSBALLS

ist manchmal
am Rande des Wahnsinns.

Wahlen und Fußball haben eine Gemeinsamkeit:
Es siegen nicht immer die Besten.

•

Die profane Axt ersetzt in Deutschland immer mehr das filigrane Florett der Streitkultur.

•

Frauenboxen: Besser sich schlagende Frauen im Ring,
als wehrlos Geschlagene zu Hause.

•

Dilemma: Der Beste muss nicht dopen.
Doch keiner weiß vorher, wer der Beste ist.

•

Organwertigkeit: Nicht das Hirn eines profilierten Wissenschaftlers,
sondern die lädierte Kniescheibe eines Fußballidols
wird immer häufiger zur Weltachse nationaler Befindlichkeiten.

•

Manche Gedanken erreichen erst über den Hoffnungslauf
ihr kleingeistiges Finale.

•

Sieger, die nach der Zielankunft sterben, werden nur kurzzeitig populär.

•

Auch Fußballverstand muss trainiert werden.

Manche Kür zur Pflicht gemacht, bleibt Pflicht.

•

Fußball und Medizin haben eine große Gemeinsamkeit:
Jeder Außenstehende versteht etwas mehr davon.
Denn alle wissen, dass das Runde der Ball
und der Ball rund ist.
Und alle sind schon einmal irgendwie
etwas krank gewesen.

•

Dem Sieger verzeiht jeder. Beim Verlierer wird stets kritisch hinterfragt.

•

Viele kleine Talente ergeben kein großes.

•

Sport und Politik: Das Heroisieren banaler Siege ist genauso in Mode gekommen
wie das Dramatisieren harmloser Niederlagen.

•

Muskeln lassen sich leichter trainieren als Gehirn und Geist.

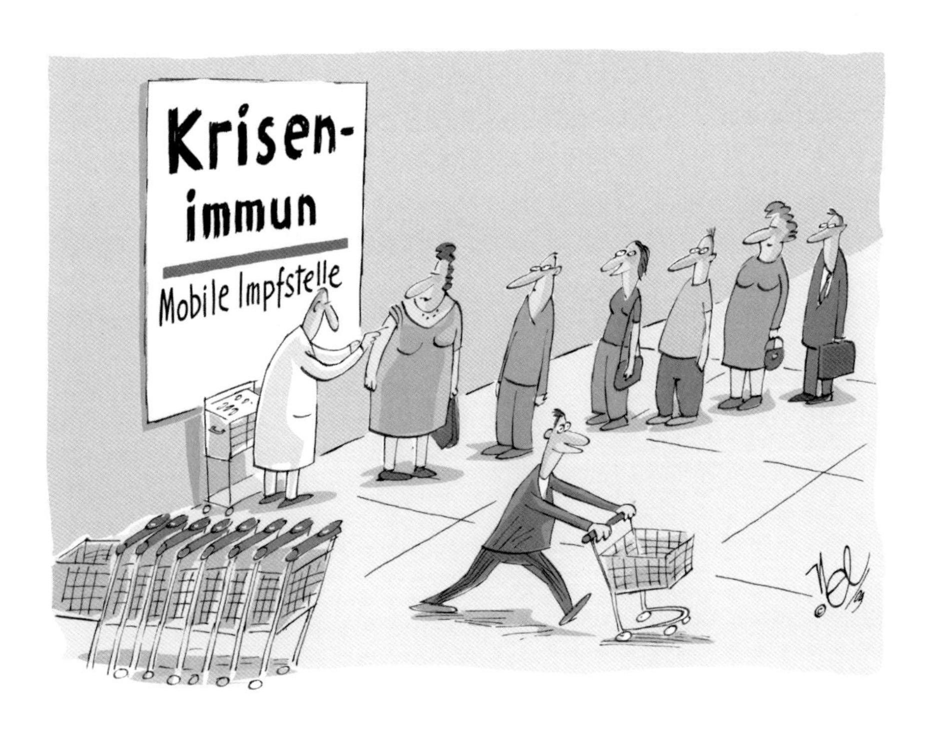
Krisen-
immun
Mobile Impfstelle

WENN MAN ZWEI LEBEN HÄTTE,

könnte man wenigstens eines richtig genießen.

Politik und Liebe zitieren gern den gleichen Satz:
„Was schert mich denn mein Geschwätz von vorgestern?“

•

Frieden beginnt mit eigener Vernunft
und mehrheitlich im Schoße einer geordneten Familie.

•

Erzwungene Dankbarkeit verbraucht sich schnell.

•

Erst Verlust lässt uns begreifen,
was wir ohne ihn nicht begreifen würden.

•

Man kann sich auch weit voneinander entfernen,
wenn keiner einen Schritt zurückgeht.

•

Unbesorgtheit und Leichtsinn sind
das Nichtwissen um den Verlust.

•

Dreht sich die Welt um uns, loben wir die Weltachse.

•

Wahrheit – aus dem Kontext herausgelöst – ist privat oder
politisch eine jederzeit manipulierbare Wahrheit.

Viele Statistiken sind schwarz, gelb, grün oder rot gefärbt.
Im schlimmsten Falle braun.

•

Die Freiheit auf keine Verantwortung und keine Pflichten ist die angenehmste.

•

Wer mit seiner Zeit nichts Konstruktives anfangen kann,
dem fallen immerhin noch Dinge ein,
die andere für ihn erledigen könnten.

•

Es gibt Menschen, die das Böse so angenehm formulieren,
dass wir am Ende glauben, sie wären unsere besten Freunde.

•

Des Kaisers neue Kleider gehören zum Elementarfundus
jeder Gesellschaft.

•

Die Mörder sind unter uns:
Auf Autobahnen und Landstraßen.

•

Sich in der Bedürfnislosigkeit einrichten,
halten manche für Bescheidenheit.

•

Die Gesellschaftsfähigkeit der Fäkale
ist eine der größten Errungenschaften der Neuzeit.

Gewalt wird allgemein nur toleriert, wenn man sie nicht selbst
oder im familiären Umfeld erdulden muss.

•

Der spektakuläre Absturz anderer
fasziniert viele mehr,
als deren mühseliger Aufstieg.

•

Mancher Streit, der Jahre dauert, wäre vermeidbar gewesen,
wenn sich die Beteiligten vorher minutenlang zugehört hätten.

•

Wer materiell bestens abgesichert ist
und auch andere Freiheiten genießt,
kann die Idee von Gleichheit und Brüderlichkeit
ungehemmt loben.

•

Kleine Fehler – im Namen der großen Weltrevolution gemacht –
schmerzen den Idealisten besonders.

•

Pflichtenkollision:
Das betriebsame Monstrum EU sollte sich mehr
um Durchsetzung der Elementarhygiene als um Umfang und Länge
der europäischen Durchschnittskondome kümmern.
Denn wegen unorthodoxer Kondomdimensionen
sind nur einige Menschen
mehr geboren worden,
aber wegen mangelnder Hygiene viel mehr verstorben.

Nicht die gesellschaftlichen Systeme sind primär schuldig,
sondern die Menschen, die diese machen oder zulassen.

•

Wahlkampfzauber: Wir fordern Reichtum für alle
und dazu lieber Brutto als Netto …

•

Nichts zu tun, ist manchmal aufwändiger als wir vermuten.

•

Aus rein praktischen Gründen sehnen sich einige Ex-Bürger ihre DDR zurück:
Das Warenangebot war billiger und für jeden überschaubar.

•

Eine gesunde Evolution würde uns mancher ungesunden Revolution entheben.

•

Jede Ideologie hat ihre
Scharfmacher, Scharfschützen und
Scharfrichter.

•

Die Kunst der unverständlichen Verklausulierung
ist das hohe C lebensfremder Bürokraten.

•

Materielle Armut klagt immer lauter als die geistige.

Fazit: Diese Welt ist weder freudlos noch auf Dauer lustig.
Sie ist wie sie ist und überwiegend so,
wie wir sie uns im Kleinen selbst gestalten.

Bankmanagerinnen hätten uns niemals so eine Krise beschert!
In jedem Fall für weniger Boni

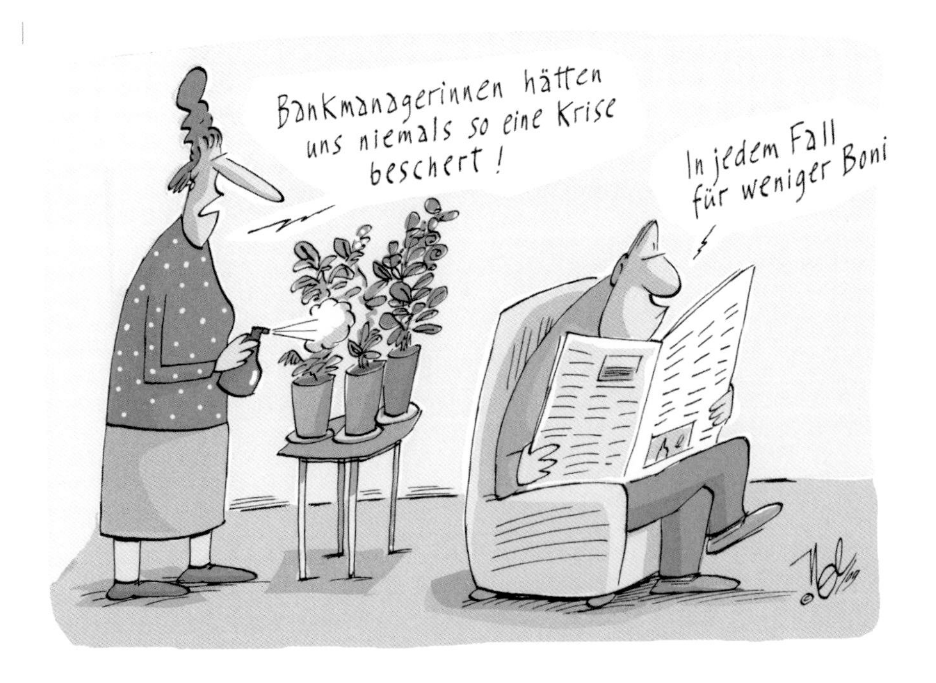

ZU GUTER LETZT:

Gereimtes und Ungereimtes

Warnung

Du denkst, ich denke.
Danke für das Kompliment.
Damit hat schon mancher sich
seinen Schädel eingeklemmt.

•

Bittere Erkenntnis

Ein junges Mädchen, das verliebt,
wird nicht erhört. Was unerhört.
Ein andrer sie mit Herz umwirbt,
sie lacht ihn aus, vor Schmerz er stirbt.

Von Glück man hier nicht reden kann.
Es sei denn, bei dem ersten Mann,
der einsam seiner Wege ging –
und doch verursacht dieses Ding.

•

Relativitätspraxis

Mein Freund,
du zählst zum Plankton dieser Erde.
Und was du tust, ist nichts.
Es sei denn,
es wird anerkannt mit riesiger Gebärde.

Vielleicht ist es dann auch nicht mehr.
Was schert dich das:
du bist nun wer.

Das Prinzip des Etablierens

Das Schlechte, das Gute, das Ungewöhnliche oder das Unfassbare erwecken irgendwann den Eindruck des Normalen, wenn sie privat oder öffentlich ständig dargestellt oder wiederholt werden.
Und wären sie uns vorher noch so absurd erschienen.

•

Die Zeit gefällt sich in sinnlosen Abkürzungen

oder epischen Verlängerungen.
Wahrheit wird kaum auf den Punkt gebracht. Missverständnisse häufen sich, obwohl Verständnis umso mehr gefordert wäre.
Man redet oder schweigt aneinander vorbei.
Die Fähigkeit des konstruktiven Dialogs geht zusehends verloren. Auf dem Opfertisch pseudorationeller Armseligkeit werden Geist und Humor abgelegt.
Arme Zeit. Unsere Zeit.

•

Irritationen

Wir bewundern die Starken, wenn sie stark sind und wundern uns über die Schwachen, weil sie schwach sind.
Starke, die schwach werden, irritieren uns gleichermaßen wie Schwache, die unerwartet Stärke zeigen.
Unser Weltbild und die simple Einteilung in Schwarz und Weiß, in Oben und Unten, in Stark und Schwach funktioniert für uns nur, wenn gewachsene traditionelle Vorstellungen und Erwartungen erfüllt werden.

•

Wachablösung, Erbe und Verlust

Die konstruktiven Macher der Nachkriegsjahre kamen ins Alter und sind allmählich durch die smarten, dynamischen Taktierer, Verrechtlicher und Besitzstandwahrer ersetzt worden.
Deren Aufgabe ist es nun, die angehäufte Erbmasse möglichst zu mehren oder sie nur im kleinsten Kreise zu verzehren.
Ein schweres Erbe!

Identitätskrise oder von der Überflüssigkeit der Fußgänger

Es gibt Menschen, die sind PKW-, Motorrad- und Radfahrer in einem. Natürlich situativ. Ursprünglich sind sie Fußgänger, aber das vergessen die Mobilitätskünstler sehr häufig. Als Fußgänger verstehen sie nicht das zeitweilig aggressive Verhalten von PKW-, Motorrad- und Radfahrern. Diese untereinander verstehen sich allerdings auch nicht. So wird manchmal jeder des anderen Feind.

Der größte Zorn der Vorgenannten richtet sich aber gegen das schwächste Glied in dieser Kette von Straßen- und Gehsteigbenutzern – nämlich gegen den schon erwähnten, völlig unbewehrten Fußgänger. Dieser stellt ein erhebliches Grundhindernis im überwiegend fließenden Verkehr und seinen verschlungenen Wegen dar. Er stört allein durch seine Anwesenheit. Überall.

Ihn, den biederen Fußgänger, stören demgegenüber die rüden Raser „hoch zu Ross". Doch er hat keine grüne, schwarze oder rote Lobby. Obwohl als kompaktes Wählerpotenzial außergewöhnlich interessant, will niemand von den Mächtigen etwas von den Fußgängern wissen. Selbst Inline-Skater und Radfahrer sind attraktiver. Auch politisch. Und die PS-aufgerüsteten Gaspedaleure sind aus Steuergründen wie als Arbeitsplatzgaranten und mächtiger Wirtschaftsfaktor sowieso nicht mehr hinweg zu denken. Niemand ist also überflüssiger als der Fußgänger.

Seitdem wir nun in ganz Deutschland freie Fahrt für alle und auf allen Wegen haben, genauer für alle PKW-, Motorrad- und Radfahrer (Inline-Skater inbegriffen), sind die Fußgänger noch hinderlicher und isolierter. Dieser virtuelle Spagat, als Fußgänger von Fall zu Fall auch Pkw-, Motorrad- und Radfahrer (im Sonderfall Inline-Skater) sein zu können, zu müssen oder es tatsächlich zu sein, bringt den realen Durchschnittsmenschen völlig durcheinander.

Die Qual der Wahl und/oder die Ratlosigkeit als Fußgänger lässt sich – weiß Gott – schlecht verkraften. Auf Grund der Schizophrenie, alles zu können, aber nur eines zu sein, ist der bundesdeutsche Allpotente in eine tiefe Identitätskrise geraten. Er weiß nicht mehr genau, wer er eigentlich ist.
Er ist – rein situativ – ratlos.

Vielleicht ein Trost: Wir Beobachter können das komplizierte Problem psychoanalytisch, aber auch allgemein, ebenfalls nicht entwirren.
So können wir nur den pragmatischen Rat geben: Vorsicht und gegenseitige Rücksichtnahme auf Straßen und Fußwegen! Und weiterhin Gehen, Strampeln, Gas geben, Vorwärtskommen.

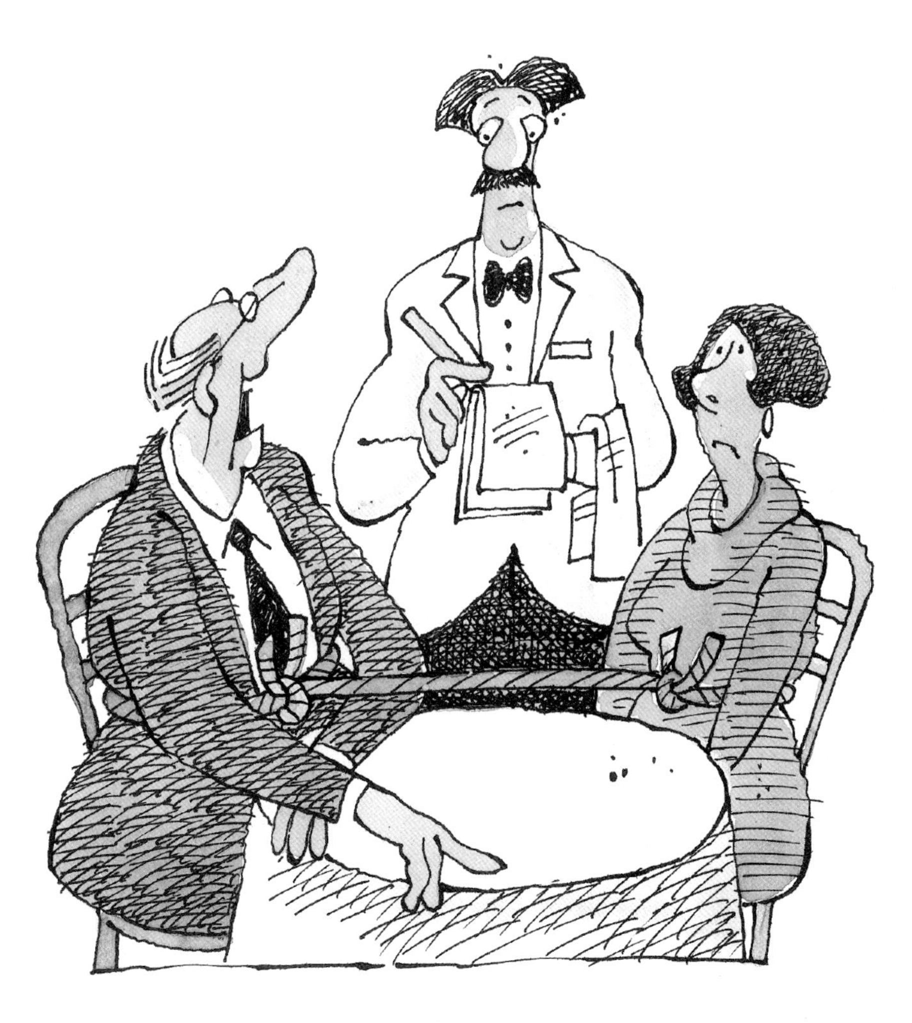

„ES WIRD JETZT SO VIEL GEKLAUT!“

Ein merkwürdiges Volk

Der Deutsche hat zwei sehr unterschiedliche Charakterseiten, die aber eigentümlicherweise zusammengehören. Einesteils neigt er zum unkontrollierten Herrenmenschen, der Weltkriege vom Zaun bricht und menschenmordende, perfektionierte Massenvernichtungssysteme ausklügelt und zulässt.
Zum anderen leidet er an einem gemischten Anbiederungs-Selbstaufgabe-Selbstverleugnungssyndrom, garniert mit erstaunlicher Klagfähigkeit und Selbstbemitleidsphasen.

Trost – wenn auch keine Absolution – können wir Deutsche bei einigen bemerkenswerten Menschen unserer Geschichte finden, die sich in bestimmten, charakterfordernden Situationen politisch und privat verweigerten und Widerstand geleistet haben. Diesen verdanken wir eine angemessene Form von Selbstachtung.

Zum Glück vergisst die internationale Kritik nicht deutsche Dichter, Denker, Musiker, Maler, Wissenschaftler, aber auch Sportler, deren Leben und Leistungen die Welt- und Kulturgeschichte wesentlich bereichert haben.

Ergo: wenn wir allen Völkern mit notwendigem Respekt begegnen, positive Lehren aus unserer wechselvollen Geschichte ziehen und auch normalen Umgang mit uns selbst pflegen, haben wir Deutsche keinen ersichtlichen Grund, uns nicht zu mögen.

Vom Werdegang und Wandel mancher Revolutionäre

Bei manchen Progressiven geht
die revolutionäre Erneuerung
nur bis zu dem Punkt,
dass sie allgemein und speziell
sehr unzufrieden sind,
sich avantgardistisch verkleiden,
ehrwürdige Mauern und profane Wände
mit geheimnisvollen Kürzeln oder
Halb- bis Ganzwahrheiten vollsprühen,
vereinzelt eine Granate zünden
und im Besonderen die jetzige Staatsform
zum Teufel wünschen.
Und dennoch bleiben Besagte –
bis auf wenige Ehrliche,
die das nicht reformierbare Land
unter Protest (oder auch ganz still) verlassen –
uns als revolutionäre Mitbürger erhalten.
Und ein nicht vorhersehbarer Teil von ihnen
wird sich später –
nach einer unterschiedlich langen Phase
der Anpassung –
sogar vehement in irgendeine Funktion
des finanziell immer abgesicherten Staatsdienstes drängen, dort
vielleicht mit Konsequenz und Härte
von hoher Schreibtischkante
dirigieren und sogar regieren.

Doch die vermeintlich Unschuldigen von heute
wissen noch gar nicht,
dass sie die potenziellen Schuldigen
von Morgen sind.

Bilanz

1989 waren ca. 50 % der DDR substanziell zerstört,
nicht mehr lebensfähig. Und die andere Hälfte,
die noch gut und lebensfähig war, wurde von der Treuhand
nicht angemessen pfleglich behandelt. Passive Sterbehilfe?
Die Ergebnisse kennen wir. Doch die Ursachen der Miseren
sollten wir weder verkennen, noch vergessen.

•

Die neue alte Gesellschaft

Unsere Gesellschaft kann man – sehr einfach gesehen – in zwei Hauptgruppen (nicht Klassen) einteilen: Einmal in die Nichtmehrerreichbaren und zweitens in die produktive oder allgemeine Knautschzone.
Die Nichtmehrerreichbaren teilen sich in zwei Untergruppen auf: die Superreichen und die Superarmen. Keine der beiden Untergruppen fühlt sich – bis auf Ausnahmen – den Alltagsproblemen des Staates und deren konstruktiver Lösung vordergründig verpflichtet. Die einen, weil sie vollkommen über den Dingen stehen (und es auch materiell können), und die anderen, weil von ihnen kaum etwas zu holen ist. Letztere brauchen (im Einzelfall missbrauchen) die Hilfe von Staat und Gesellschaft – egal wie, warum und woher sie sich rekrutieren.
Beide Gruppen werden staatlicherseits kaum angetastet – und wenn, dann höchstens die letztere „Empfängergruppe“, um Brauch und Missbrauch erlangter Subventionen auf die Waage zu legen, zu diskutieren oder etwaige Gegenleistungen zu vereinbaren.
Die eingangs erwähnte Hauptgruppe 2, die „allgemeine Knautschzone“, macht ca. 80 % unserer Gesellschaft aus und ist – bis auf Ausnahmen – die produktivste Kraft in und außerhalb des Staatswesens. Sie ist milchgebende und immer wieder übermolkene Kuh, die Verantwortung für alle trägt, auch wenn sie diese gar nicht tragen möchte, die gute Miene zu vielen Spielen macht, die mit ihr gespielt werden.
Sie entspricht vergleichsweise dem dritten Stand im absolutistischen Frankreich des 18. Jahrhunderts und trägt – sinnbildlich – die Hauptgruppe 1 auf den kummergewöhnten Schultern. Mehr recht als schlecht und umgekehrt. Dieser Hauptgruppe 2 verdankt der Staat im heutigen Deutschland im Wesentlichen sein Überleben. Kernträger dabei sind ein fleißiger und – obwohl ständig geprügelter – verantwortungsbewusster Mittelstand, eine breite, mit vielen positiven Tugenden ausgerüstete Arbeitnehmerschaft, das sind kreative Freiberufler und Akademiker, die selten überbezahlt sind, und versprengte

Unternehmer, die den Sprung in die Hauptgruppe 1 (noch) nicht geschafft haben oder aus dieser Gruppe (aus welchen Gründen auch immer) eliminiert worden sind. Nicht zuletzt eine klein-privilegierte Beamten- und Lehrerschaft.
Wie in Natur und Gesellschaft üblich, gibt es bei allen genannten Haupt- und Nebengruppierungen Auf- und Absteiger, Zwischenschichten, eine Art Fließgleichgewicht, wobei die Grundkonturen jedoch bisher überschaubar erhalten blieben.
Die rationale Erkenntnis aus dem empirisch Beschriebenen kann demnach nur lauten: Liebe Politiker und Verantwortliche aller Ebenen!
Erhaltet uns im gesamtgesellschaftlichen Interesse unsere so bewährte „allgemeine Knautschzone", die Hauptgruppe 2 oder den 3. Stand – wie ihr es auch nennen möget! Bei dem Diktat von Steuern, Maßregelungen und Zwangsabgaben aller Art verhaltet euch mäßig und maßvoll. Quält nicht das Tier, das uns alle trägt, zu Tode. Im Gegenteil: füttert die treue Kuh, die uns Milch gibt, auf den besten Weiden. Sprecht diese Kuh nicht heilig, aber heiligt ihr.

Es soll unser aller Nachteil nicht sein.

Dieses Gespräch wurde abgehört und ist für sie kostenlos.
Geil!

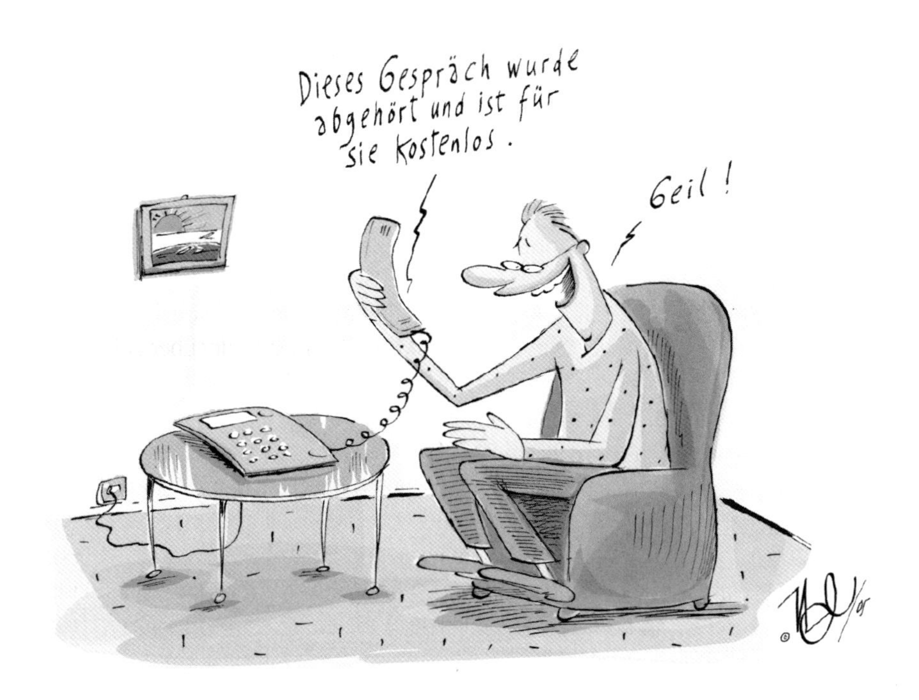

Nekrolog auf eine Vierzigjährige

Erinnerungen und Gedanken eines Nicht-Widerstandskämpfers zum Ableben der DDR. Eine verspätete Nachbetrachtung über den ersten Arbeiter- und Bauern-Staat auf deutschem Boden (1949 – 1989). Für alle, die sich noch erinnern, und besonders für jene, die sich nicht mehr erinnern wollen.
Die Erinnerung schwindet schnell. Selbst bei denen, die unmittelbar dort lebten und ganz nah dabei waren, verlieren sich die Konturen der Wahrheit im Quadrat der zeitlichen Entfernung.
Manche verklären sogar, was sie einst nicht liebten. Nicht nur die Kinder von heute sollten jedoch wenigstens von der gewesenen Existenz, vom Guten und weniger Guten der Deutschen Demokratischen Republik – kurz DDR genannt – wissen.

Nein, nicht alles an und in dieser abgestorbenen DDR war schlecht. Manches war gut und wäre überlebenswert gewesen. Sensibilität bei Abriss- und Sanierungsarbeiten gibt es aber selten. Doch die ökonomische Luft in der DDR reichte nur für vierzig Jahre, die moralische hatte sich schon eher verbraucht. Oder umgekehrt.

Nicht zu vergessen: die DDR war ein Staat mit proklamierten hohen Zielstellungen und interessanten Vor- und Ansätzen. Mit Fortschreiten der Jahre hat es ihr jedoch sichtlich an solidem Durchsetzungsvermögen gemangelt. Guter Wille wurde durch die Arroganz der Macht paralysiert. Abschottung aus Angst nach außen und innen führte zu einem dialogarmen, schlechten Betriebsklima.

Der Bau der „Mauer" in Berlin 1961 (und nachfolgender militärisch streng abgesicherter Grenzbefestigungsanlagen) war Symptom einer Politik der konsequenten Abgrenzung zur Bundesrepublik Deutschland und besonders des Misstrauens gegenüber den eigenen Bürgern.

Eine einäugige Kaderpolitik verhinderte größere Kreativität. Die traurige Konsequenz dieser fragwürdigen Personalauswahl bestand darin, dass die „einzig rechtmäßige" Staatspartei (SED) fast alle, aber besonders die höheren Leitungsebenen ihrem politischen Sendungsdrang unterwarf und häufig auch weniger wichtige Positionen mit parteieigenen Kadern besetzen ließ. Ein demgegenüber von den Bürgern ohne Unterschiede abverlangtes „Arbeite, plane und regiere mit" wurde somit ad absurdum geführt. Das ohne Zweifel vorhandene Bildungsniveau der Bevölkerung (dank einer fachlich soliden Erziehungs- und Bildungsarbeit, leider mit politischer Bevormundung), konnte deshalb nur begrenzt zum Vorteil der DDR nützlich werden. Hier wurde sträflich lebendiges Kapital verschenkt.

Denn bei den bis auf Braunkohle, Kali und einigen heilsamen Quellen unbedeutenden Vorkommen der DDR an wichtigen Bodenschätzen, war der freiwillige Verzicht der sozialistischen Staatsmacht auf die volle Zahl von (zuletzt noch) sechzehneinhalb Millionen potenzieller Ideengeber über 40 Jahre substanziell enorm schädlich.

Nochmals zur Ökonomie: So wie die DDR bedingt produktiv wirtschaftete, sich aber gleichzeitig defizitär sozial und militärisch verausgabte – materielle und finanzielle („brüderliche") Verpflichtungen gegenüber dem ständigen Vakuum Sowjetunion und diversen „antiimperialistischen" Staaten eingeschlossen – war sie bestenfalls (wie wir jetzt wissen) nur über den Zeitraum von vierzig Jahren annähernd bezahlbar.

Die DDR, äußerlich nicht unansehnlich, schielte mit beiden Augen. Ein Auge konsequent nach Ost und das andere inkonsequent nach West. Sie engte damit kurioserweise ihren an sich so bescheidenen Blickwinkel weiter ein. Sie hat beim Schielen den guten roten Bruder im Osten und den bösen schwarzen Bruder im Westen maßlos überschätzt. Erfolge im Osten wurden ebenso wie die Bedrohung aus dem Westen gleichermaßen verzerrt gesehen. Um in der Sprache der Optik zu bleiben: Weitsicht und Weltoffenheit wurden suggeriert, erhebliche Kurzsichtigkeit regierte.
Die damals wenig sichtbaren Defizite eines „faulenden und absterbenden" Kapitalismus in der Bundesrepublik Deutschland sind von einer überbezahlten Heerschar von Epigonen gleichsam als sichtbare Erfolge des Sozialismus umgemünzt worden.

Und wir alle waren dabei. Haben genickt. Oder gezweifelt. Sofern wir dazu bereit waren. Echte Widerstandskämpfer gab es zu keiner Zeit viele! Und die wenigen wurden erst später mehr, als die Zeit drängte! Der Fall der Berliner Mauer am 9. November 1989 war dann aber das kollektive Ergebnis mutiger DDR-Bürger – vorwiegend in und aus Leipzig – die mit ausschließlich gewaltfreien Demonstrationen die dynamische Emanzipationsbewegung auch in andere Städte des Landes trugen und einer erstaunten Weltöffentlichkeit zeigten, dass es unter bestimmten Umständen auch „unblutige Revolutionen" geben kann.

Dass eine große Idee keinen Staat macht, wenn nicht der Einzelne und der Staat etwas aus ihr machen, haben wir zur Kenntnis genommen. Unsere persönlichen, biografischen Erinnerungen haben wir – (wenn) überwiegend positiv – aufbereitet und für Zeiten des drohenden Vergessens konserviert.

Aber wie fast überall im täglichen Leben, wo alle Beteiligten und Unbeteiligten hinterher alles besser und genauer wissen, so ist es bei jeder historischen Betrachtung. Und verständlicherweise umso mehr bei der Kommentierung von Werdegang und Implosion der DDR. Zu sehr, lautstark und sichtbar, hatte sie sich in das Interesse der Weltöffentlichkeit gedrängt. Sie war Hoffnungsträger, Experimentierfeld und schlechtes Beispiel zugleich.

Der Fortbestand gesicherter sozialer Verhältnisse im Lande der nicht unbegrenzten Möglichkeiten wie die gegenläufige Vermutung, auch dort gäbe es heute und ohne Wende „offene" Arbeitslosigkeit (mit Ostgeld?!), bleiben Polemik und Spekulation mit unterschiedlichem Wahrheitsanspruch. Die geschichtliche Entwicklung hat uns die Beantwortung dieser Fragen abgenommen.

Letztlich ist besagte DDR – jahrelang schon schwer krank – eines recht friedvollen Todes gestorben. Dafür wollen wir dankbar sein. Als neue Bundesbürger bringen wir demnach eine Menge Erfahrung in unser heutiges Leben ein. Und auf spezifische Krankheitssymptome reagieren wir ausgesprochen sensibel.

•

Der Brief, mein Feind

Fast jeder Brief ist neuerdings mein Feind. Viele Briefe können gar des Empfängers Tod bedeuten. Denn die meisten derer, die mich entzücken sollten, haben nur noch amtsmäßigen oder finanztechnischen Inhalt. Freude kommt dabei kaum noch auf.
Wir wissen es jetzt unabdingbar: die Zeit der Postkutschen und der Liebesbriefe ist gestorben. Und die Romantik des Ganges zum Briefkasten auch.

•

Pathologisches Sendungsbewusstsein

Das Gros der vornehmlich städtischen Wand- und Mauerverunreiniger plagt sich mit einem übersteigerten Sendungsbewusstsein herum. Sie halten sich offenkundig für eine Synthese zwischen dem großen Pablo Picasso und den mutigen Geschwistern Scholl im Dritten Reich.
Dazu müssen objektive Kritiker jedoch anmerken:
Qualität und Risiko ihres Tuns werden weder Picasso noch den Geschwistern Scholl gerecht. Ihren pathologischen Kick leben sie genüsslich auf Kosten einer nicht gefragten und teilweise wehrlosen Allgemeinheit aus. Ohne große juristische Ängste. Dabei hätte diese von Fall zu Fall kreative Gattung des Graffiti-Sprayens – als echte und ernsthafte Kunst – unserer blässlichen Gegenwart sehr viel mehr zu sagen.

Verhältnismäßigkeiten

Der fast einjährige Leon-Sebastian starb durch Verdursten und Verhungern. Die Mutter hatte einige Tage mit Freunden gefeiert, um die Probleme dieser Welt zu vergessen. Dabei vergaß sie ganz offensichtlich auch ihre Kinder. Von denen war Leon der Bedürftigste. Hätte sich die Mutter in ihrer Aufwendung zu dem Kleinen so viel Mühe gegeben wie bei der subtilen Auswahl seines Vornamens, wäre Leon-Sebastian mit Sicherheit am Leben geblieben.

•

Die selbsternannten Gralshüter der kompletten Weltwahrheit

sind überall und immer unter uns. Bei Äußerung einer unpopulären Wahrheit formieren sie sofort eine massive Front populistischer Entrüstung und weisen den nicht genehmen Wahrheitsäußerer in die von ihnen festgelegten Schranken.
Danach wird das vernichtende Urteil der unfehlbaren Moralisten über ihn gesprochen. Widerspruch wird nicht geduldet. Amen!

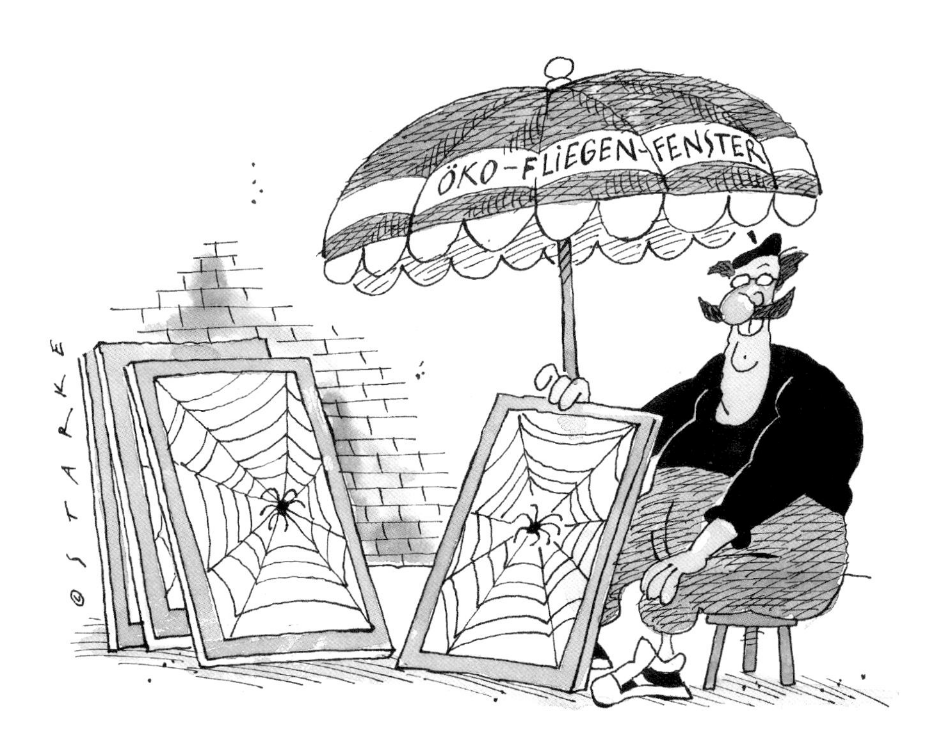

Zu neuen Ufern
Visionen einer entspannten Zukunft

Die ganze Welt ist im Aufbruch. Oder nur ein Teil von ihr. Vielleicht ist es auch eine Art progressiven Abbruchs. Die Jahre und Erkenntnisse werden es zeigen.
Die mittelalterlichen, inhumanen Strafinstrumente wurden, Gott sei Dank, abgeschafft. Strafe als abschreckendes Moment für Verbrechen und Anreiz zur Vorbeugung hat generell versagt.
Wozu gibt es noch Strafverfolgung, wenn der Sinn dafür fehlt. Für ein oder das Verbrechen generell gibt es tausend Motive, für Reue jedoch – wenn wir ehrlich sind – kein Einziges. Wird etwa ein Toter durch Reue wieder lebendig, kehrt Goldschmuck in den Tresor zurück, der mühselig und mit höchstem Aufwand gestohlen wurde? Man kann auch nicht die schrecklichen Resultate von barbarischen Kriegen und universeller Zerstörung ungeschehen machen und dafür nachträglich einzelne Ideologen, ganze Regierungen oder Heeresleitungen büßen lassen.
Werden – und das überhaupt – schon in ausreichendem Maße die hehren Motive der Täter gehört, erörtert, geschweige denn geachtet?
Gibt man sich nicht noch zu viel mit Problemen der Opfer ab, wo Ruhe im Nachgang für die Nerven von Tätern und Opfern – sofern sie noch leben – das Beste wäre?
Es wird Zeit, grundsätzlich mit antiquierten moralischen Belastungen und verstaubten Zöpfen aufzuräumen. Seelischer Ballast sollte in großem Stile von uns genommen werden. Ganz entschieden fordern wir eine neue Weltgerechtigkeit. Aber nicht auf Kosten Einzelner.
Ich denke dabei an erste Schritte wie das Aufheben von unerquicklichen Prüfungen (mit Menschen diskriminierenden Zensuren) an allen niederen und hohen Schulen. Prüfungsstress bringt nur Ärger und Aufregungen. Meist für den Prüfling. Noten sind lästig bis unangenehm.
Lassen wir solche Kindereien. Noten erziehen moralisch verkrümmte, verkümmerte, verkrüppelte Individuen.
Mehr Ferien, mehr Freizeit, keine Prüfungen, keine Unterwerfungen. Keine Verwerfungen mehr.
Auch Ballspiele und andere Sportarten sollten nunmehr ohne Tore und Punkte, nicht entschieden, sondern geschlichtet werden. Der Kampf um Meter, Kilo und Sekunden hat sich ausgependelt. Der Stress beim Spielen und Zuschauen ist Vergangenheit. Wir würden dann auch bei den schönsten Nebenbeivergnügungen unendlich frei werden: Nervenkitzel des Entspanntseins!

Um ähnlichen welterschütternden Visionen die Krone aufzusetzen, könnten eine Mathematik ohne Zahlen oder Fahrpläne ohne Zeitangaben durchaus der nächste progressive Schritt in eine befreite Menschheitszukunft sein. Denken wir darüber nach. Geben wir uns jetzt schon hin. Brechen wir endlich auf. Auch wenn wir künftig hier und da gewaltig einbrechen sollten.

•

Demokratieverständnis

Als ich nach der Wahlveranstaltung einige übrig gebliebene Eier und Farbbeutel aufhob und sie jenen an Kopf und Körper warf, die sie zuvor mit hämischen Kommentaren gegen Andersdenkende geschleudert hatten, fand ich bei den sonst allseitig Toleranz fordernden Wurfspezialisten keinerlei demokratisches Verständnis.

Freiheit und Demokratie sind demnach – wie wir schon aus der Geschichte wussten und immer wieder sehen – eine Frage des (Klassen-)Standpunktes. Und daran wird sich bei der begrenzten Lernfähigkeit der Menschen in absehbarer Zeit nichts ändern.

•

Eine unübliche Heilmethode

Mein hochgeschätzter und trotz aller Meriten so bescheidener Freund und Patient Johann Cilenšek, der Musiker und Philosoph in einem war – und vor allem ein großartiger Mensch – ließ mich eines Tages per Telefon von akuten Schmerzen wissen. Seine Frau berichtete mir, dass er schon seit einer Woche am rechten Fuß eine stark schmerzende Rötung habe, die sich vorwiegend in der Großzehenregion manifestiere. Nach sieben Tagen stillen Leidens hatte sich J. C. endlich entschlossen, medizinische Hilfe anzufordern.
Als ich ihn am späten Abend desselben Tages besuchte, sah ich ihn in bedauernswerter Situation. Der besagte Fuß war rötlich geschwollen, schon in Ruhe quälten ihn dumpfstechende Schmerzen. Auftreten mit diesem Bein war kaum möglich. Die Diagnose „akute Gicht" bot sich zwingend an. Ich schrieb ein entsprechendes Rezept, das seine Ehegattin in der Apotheke einlöste. Mit Überzeugungskraft versuchte ich J. C. nahe zu bringen, dass sich Gichtpatienten in bestimmten Verhaltensweisen rigoros ändern müssten. Vor allem seien üppiges Essen und Trinken zu unterlassen, was für ihn, der keine Völlerei betrieb, künftig nur eine mittelschwere Einschränkung bedeuten würde. Allenfalls, so lenkte ich ein, könne er hin und wieder ein Glas trockenen Weines genießen. Diese Einlassung ließ seine Leidensmiene aufhellen. „Weißt Du", sagte er nach kur-

zem Nachdenken, „wir sollten die bitteren Realitäten des Lebens zur Kenntnis nehmen und einfach einen Neuanfang finden. Ein trockener Weißwein würde uns dabei sehr und sofort helfen."

„Hanns", ich sprach etwas verhalten und abwägend, „es ist nicht im Sinne Deiner Gesundheit und es widerspricht grundsätzlich den gängigen Normen der Medizin, so zu handeln. Außerdem besitze ich in der Stadt E. als Moralapostel sowieso nicht den besten Ruf – es könnte uns somit beiden schaden."

Unser Disput klang zu meiner Schande – jedoch nicht unerfreulicherweise – mit einem unserer üblichen lebendigen Gespräche über die wichtigen und unwichtigen Dinge des Lebens aus.

Wobei in diesem Falle auch die praktische Medizin eine gewichtige Rolle einnahm. Und mit dem trockenen Wein als Therapiehelfer konnten wir uns beide gleichermaßen anfreunden.

Am nächsten Tag befolgte J. C. nachweislich eine angemessene Diät und nahm konsequent die verordneten Arzneien ein. Er genas darunter zusehends und erholte sich innerhalb weniger Tage zur Freude seiner liebevollen Ehegattin und seines erwartungsfrohen Umfeldes.

Da heute bizarre Wunderheiler überall Hochkonjunktur haben, schäme ich mich nicht mehr der beschriebenen avantgardistischen Heilmethode. Ein einziges Mal war ich – rein wissenschaftlich gesehen – der Zeit voraus gewesen.

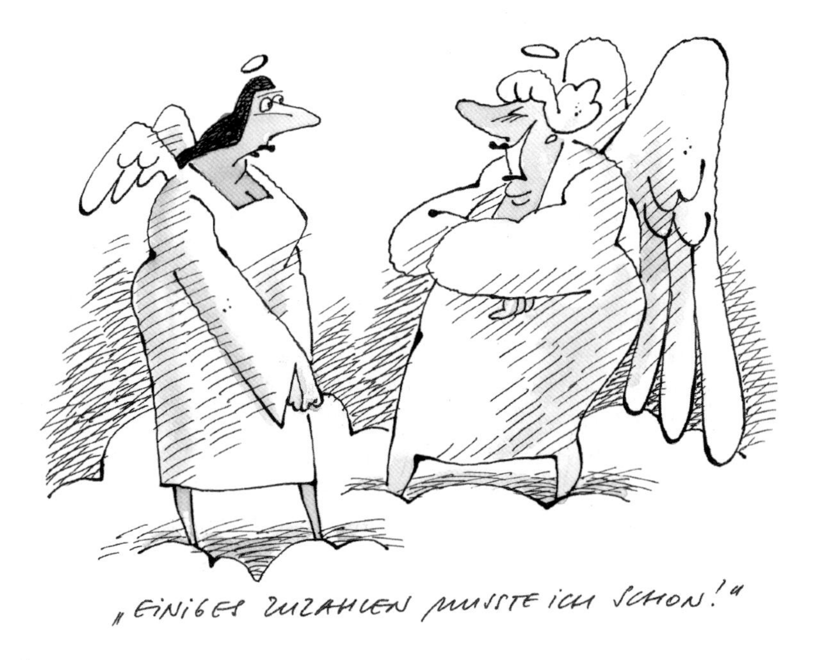

Und sie bewegt uns doch

Die Musik beginnt und endet nicht bei Bach und Händel.
Im wahrsten Sinne des Wortes produziert sie – dem Zeiterleben geschuldet – neuerdings mehr Dissonanzen als Harmonien. Doch in der Phase der Klassik haben die Hörer wohl ebenso geurteilt. Vergesst deshalb die Beckmesserei um den Alleinvertretungsanspruch der Musikrichtungen. Alle haben das Recht auf Leben, keine muss sich ihrer Herkunft schämen. Schämen muss sich auch niemand seiner Vorlieben, nur Sympathie, Freude oder Kenntnis entscheiden heute.
Toleranz setzt sich durch: Selbst Trauermusik kennt keine engen Grenzen mehr. Wir müssen auch hier lernen, neue Qualitäten zu akzeptieren und mit ihnen zu leben.
Im Gegenzug sollten wir der jungen Generation die Wege zur unsterblichen Klassik ebnen. Denn jede Art von Musik, die keine Hörer findet, bliebe auf Dauer eine gespenstische Musik.

•

Goethe und Mozart müssen vom heutigen Theater nicht immer neu erfunden werden. Es reicht aus, ihre Werke so zu spielen, dass das Publikum die Botschaft der Genien grundsätzlich versteht.
Das Nachdenken kommt von ganz allein.

•

Überholte Visionen, verlorene Illusionen

Früher, als ich noch naiver war als heute und tatsächlich glaubte, dass die Welt in Ordnung sei, hatte ich doch insgeheim (und gegen jede Vernunft) beklemmende Visionen.
Obwohl die Trümmer des letzten Weltkrieges gerade hinweg geräumt waren und sich nach allem Grauen eine Art von Zukunftszuversicht entwickelte, blieb ich dem Friedenswillen der Menschheit gegenüber misstrauisch. Wenn ich auch nicht an einen neuen großen Krieg dachte, auf Anschläge gegenüber Menschen oder frequentierten Kommunikationszentren war ich Ängstlicher seither geistig vorbereitet.
In meiner noch nicht ganz abgekühlten Fantasie stellte ich mir vor, wie aus vielfältigsten Gründen Bombenattentate auf Bahnhöfe, Flugzeuge und Sportarenen verübt wurden und dabei (wie immer) Unschuldige wegen ein bis zwei großer Gerechtigkeitsideen sterben mussten.

Schrecklich erschienen mir auch Vorstellungen, dass z. B. die Pyramiden, Taj Mahal, Mekka, Paris, London oder der Petersdom in Rom Opfer solcher Gewalttaten würden, weil Respekt- oder Gottlose aller Länder sich zum Rächer des alltäglichen Weltunrechts gemacht hatten. Ihr Mandat entsprang überwiegend wirren privaten Vorstellungen oder überlegtem politischen Kalkül. Welche Ursache auch immer, das essentielle Weltkulturerbe oder Hochburgen von Religion und Glauben wären auf immer vernichtet, unwiederbringlich für alle verloren.
Das neue Jahrtausend zeigt in aller Unbefangenheit, wie realistisch solche Vorstellungen sind. Jeder nimmt sich das zur Gewohnheit werdende Recht, aus politischen, religiösen oder persönlichen Gründen auf die Heiligtümer der anderen zu schießen oder deren Scheiben einzuschlagen. Das Phänomen ist viele Jahrtausende alt, es hat sich nur auf Grund modernster Technik qualifiziert und quantifiziert.
Der Mensch, das Maß aller Dinge, trägt seinen völkerentzweienden Streit oder auch seine irrsinnigen privaten Streitigkeiten neuerdings im gleißenden Licht der bildheischenden Medienwelt aus.

Obwohl alle Konsumenten dabei nicht immer in der ersten Reihe sitzen, aber alle zusehen können, erhalten bei diesen makabren Darstellungen von Krieg und Terror Psychopathen – aus Politik und privater Sphäre – ihre gewollte öffentliche Plattform.
So werden uns in naher Zukunft nicht nur Bilder von Krieg, Mord und Totschlag verfolgen, sondern auch jene, da ein rußverschmierter Mensch beglückt aus den rauchenden Trümmern einer von ihm zerstörten Kathedrale kriecht und auf die Frage eines zufällig gerade anwesenden Reporters: „Warum haben Sie das getan?“ mit Genugtuung der erstaunten Weltöffentlichkeit zur Kenntnis gibt: „Ich wollte nur einmal auf mein Problem aufmerksam machen.“
Was er damit nachdrücklich getan hat.

Beruhigend

Da die großen Schurken und Schandtaten dieser sonst so sonnigen Welt immer häufiger von sich reden machen und zusätzlich, vorsätzlich und weltweit über Zeitung, Funk und Fernsehen eine rasante Popularisierung erfahren, freuen wir uns schon dankbar – aus regionaler Sicht und Brille – über einige wenige Tote durch Raubüberfall, Verkehrsraserei, Eifersucht, über das Stagnieren von Kindestötungen oder Kindesmissbrauch oder andere, relativ harmlose und sozialpsychologisch schnell erklärbare und fast entschuldbare Untaten.
Wir vergleichen nämlich geschickt das Kleine mit dem Großen und gewöhnen uns unmerklich an das Negative, weil es tatsächlich im Großen eindeutig größer ist. Und: Warum soll, was in der großen Welt geschieht, nicht auch bei uns passieren? Weltoffen wie wir nun einmal sind.
Nein, diese Welt und ihre Menschen sind im Grunde genommen – und prozentual gesehen – gar nicht so schlecht. Jedoch – und wenn wir ganz ehrlich sind – sie könnten beide besser sein.

•

Gefährliche Selbsttäuschung

Einige Ewigmorgige werden den 11. September 2001 glückstrahlend als den Tag des Ausbruchs der lang ersehnten Weltrevolution gefeiert haben. Leider ist es nur der Beginn des ungehemmten Weltterrorismus.
Weder respektierte Götter noch betreffende Ideologen sollten sich zu schade sein, ihren also verblendeten Anhängern diesen tragischen Irrtum auch deutlich begreifbar zu machen. Denn Terrorismus ist weder Friedens- noch Klassenkampf. Und Fanatismus ist die abschreckendste Form einer Überzeugung.
Hoffen wir, dass jede Art von Terrorismus auf der ganzen Welt konzertiert und unnachgiebig im Interesse gewesener und potenzieller unschuldiger Opfer bekämpft wird.
Tragen wir aber auch alle im Denken und Handeln dazu bei, dass nicht komplexe Unbesonnenheit uns dazu verleitet, Unschuldige für Schuldige büßen zu lassen. Bedenken wir: Das Bekämpfen Einzelner heißt nicht, auf Dauer Krieg gegen alle zu führen.
Forschen wir nach Ursachen und Beweggründen, verändern wir lokal und global das, was verändert werden muss und was wir verändern können.

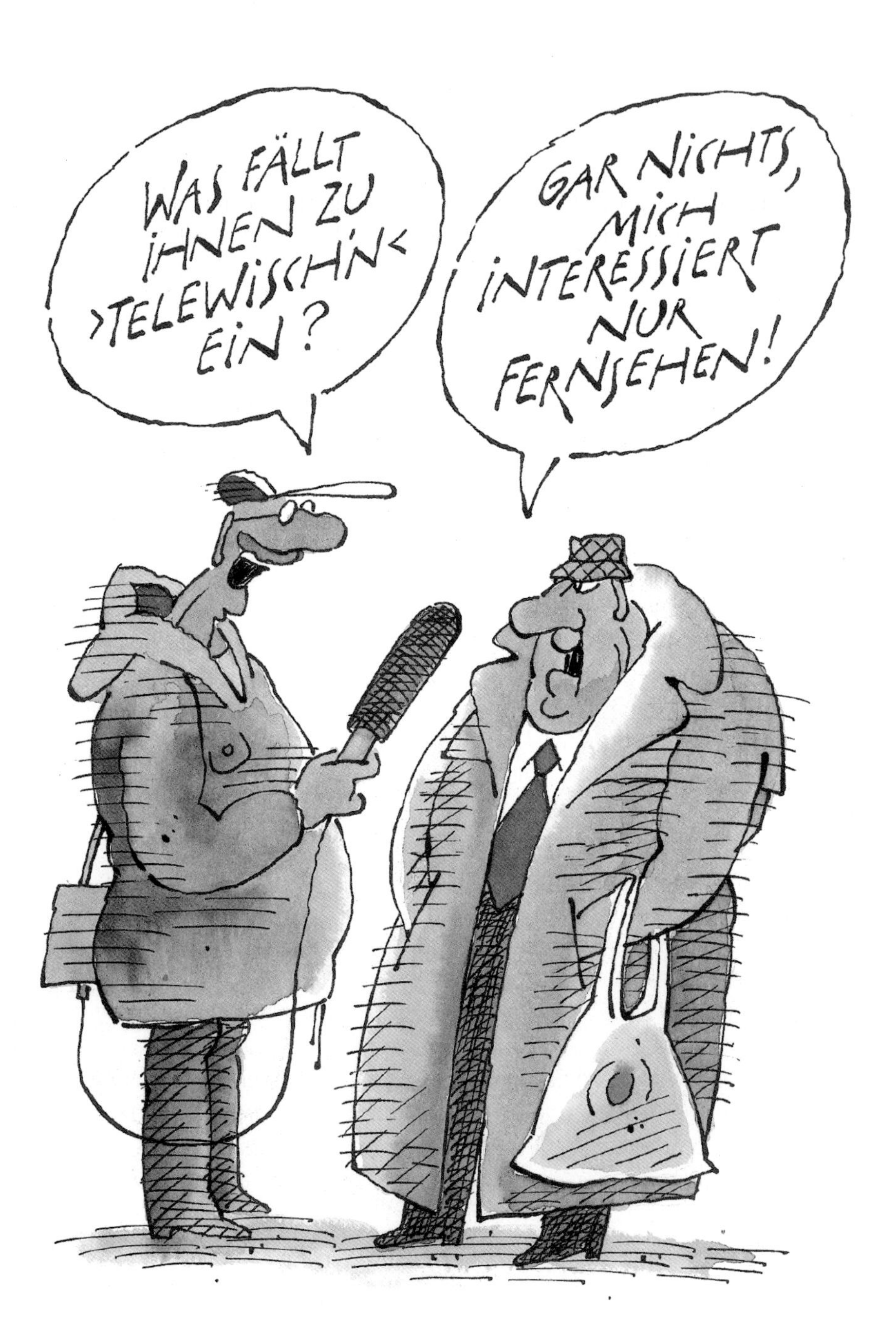
WAS FÄLLT IHNEN ZU ›TELEWISCHN‹ EIN?
GAR NICHTS, MICH INTERESSIERT NUR FERNSEHEN!

Eine unwissenschaftliche Betrachtung zu einem Detail der letzten Rechtschreibreform

Keine glückvolle Leistung der letzten Rechtschreibreform zur Rettung der deutschen Sprache (um die Jahrtausendwende mit schmerzenden Wehen geboren) scheint mir die Änderung des fassbaren Begriffs Alptraum in Albtraum. Was hat die konsequenten Sprachbereiniger heiliger deutscher Nation denn nur geritten, in unsere gewachsenen geistigen Vorstellungen und Träume, die zuweilen auch Alpträume sind, so irritativ einzugreifen? Tatsächlich gibt es (oder gab es) im Duden das alternierende Wortgespann Albdruck gleich Alpdruck und umgekehrt. Aber uns mit dem gebräuchlichen Alpdruck auch das sinnvollere, weil inhaltsschwere Wort wegzunehmen und uns mit einem fast belanglosen Albdruck abzuspeisen, das tut so manchem bis in seine sprachlichen Tiefen weh.
Ebenso unverständlich erschienen uns Beschluss und höhere Entscheidung, wenn Politiker, Geologen und Geografen die Alpen selbst in Alben umgewandelt hätten, was aus sprachlicher Sicht vielleicht möglich gewesen wäre. Doch was hätten wir dann für lautstarke Proteste von höchsten Gipfelhöhen bis in die tiefsten Alpentäler zu erwarten gehabt. Kein Alpenbewohner hätte sich – mit mehrfachem Recht – eine solche weltfremde Farce bieten lassen. Nein, Politiker zeigen sich bei so einer sensiblen Situation selbst so sensibel und realitätsgerecht, dass sie solche lebensgefährlichen Experimente keinesfalls eingehen und eingehen werden. Zumal, wenn Wahlen vor den Alpen stünden.
Um wieder auf den Wert der erfolgten Worteswandlung zu kommen: Albdrücken und Albträume lassen lediglich die liebenswürdige Assoziation zu Poesie-, Briefmarken- und anderen Alben aufkommen. Denn Ängste – die Alpträume nähren – nötigen Alb und Alben den wenigsten ab, weit weniger jedenfalls als die Vorstellung von gigantischen Bergmassiven, die uns selbst bei Sonnenschein noch eigenartig beklommen machen.
Kurzum, es gab und gibt für jede große Reform immer wichtige und unumstößliche Gründe, von denen mir hier allerdings nur einer einleuchtet: die Schwäbische Alb im Süden Deutschlands ist nicht ganz ohne Erhabenheitsanspruch! Sie stellt eventuell eine Miniaturform der Alpen dar, was geowissenschaftlich dem Laien durchaus zu vermitteln wäre. Allein das könnte ein Ansatzpunkt zum Verständnis sein.
Doch die hier angezettelte Polemik hat aller Erfahrung nach keine Chance auf inhaltliche Revision. Auch das Sinnlose – wenn es einmal beschlossen ist – bleibt Beschluss. In einigen Jahrzehnten wird sich niemand mehr an die Auswechslung eines Konsonanten zwischen Alp und Alb erinnern, geschweige denn Probleme damit haben.
So scheint alles zu werden, wie es schon Jahrtausende war: das Gras der Geschichte wächst über alle bedeutenden und unbedeutenden menschlichen Reformen und Veränderungen. So wie über den Menschen selbst.
Beruhigend ist jedoch die Vermutung: die Alpträume von heute werden inhaltlich und im Wesentlichen auch die Albträume von morgen sein.

Blickdiagnostik oder Wiederbegegnung mit Biermann

Wolf Biermann, der nicht nur politisch, sondern auch privat deutliche Urteile abgibt, besuchte ich letztmalig 1968 in seinem staatlich genehmigten Exil in der Berliner Chausseestraße. Ich traf damals auf einen sehr nachdenklichen, aber im besten Sinne des Wortes kampfbereiten Dichter und Sänger. Bis 1990 hatte ich keinen persönlichen Kontakt mehr zu ihm. Aus Freude und Neugier auf ein Wiedersehen, wollte ich dazu im Januar des erwähnten Jahres einen Konzerttermin in der Erfurter Thüringenhalle nutzen. Die politische Wende von 1989 hatte auch dieses, für mich noch Unfassbare, möglich gemacht.
Das mir vorschwebende Wagnis war tatsächlich gewagt. Denn nach den vielen Jahren meiner Nichtpräsenz, in denen ich mich weniger geistig denn körperlich entwickelte hatte, bestand die Gefahr, von Biermann nicht mehr erkannt zu werden. Meine Befürchtungen sollten sich drastisch bestätigen. Auf meine freundlichen Interventionen bezüglich gemeinsamer Stunden am Berliner Arbeiter- und Studententheater b.a.t. (das Anfang der Sechzigerjahre von ihm in der Belforter Straße am Prenzlauer Berg mitgegründet und dann geleitet wurde) antwortete er – nach mehrfach vergeblichen Erinnerungsversuchen – lakonisch: „Du bist aber fett geworden!" Peng, das saß!
Biermann hatte leider mit seiner exquisiten Blickdiagnose eindeutig Recht. Es ging mir wie Herrn Keuner in den gleichnamigen Brechtschen Geschichten: ich erbleichte und verabschiedete mich.

Zu meiner persönlichen Genugtuung: Wolf Biermann hat mich später trotzdem wieder erkannt.

•

Die Klassiker von Oper und Schauspiel wären zu Lebzeiten dankbar gewesen,
hätten sie Originalität, Klugheit und Weisheit der Macher
des heutigen Regietheaters besessen.
Viele hätten sich auch gern ihre eigenen Gedanken und Vorstellungen
von aktuellen Geistesgrößen erläutern lassen wollen.
Denn Toleranz, Kritik und Lernfähigkeit waren die Maximen,
aus denen ihre grundsätzliche Befähigung erwuchs.

Plädoyer für oder die halbe Wahrheit über die Schiedsrichter

Die Unvollkommenheit von Politikern, Handwerkern, Juristen, Ärzten und anderen seriösen Künstlern füllt täglich überwiegende Teile des Medienspektrums. Wagen wir uns auf das überaus ernsthafte Gebiet des Spitzen-, Breiten- und Tiefensportes, so drängen sich in komplexer Unfähigkeit die Schiedsrichter aller Klassen und Schichten Jahr für Jahr und Woche für Woche zu einer vernichtenden Analyse geradezu auf.
Durch die überall gegenwärtigen optischen und akustischen Tentakel der Fernsehbranche filigranhaft, mikroskopisch und computermäßig für alle Welt aufbereitet, hat der landläufige Fußball-, Eishockey-, Box- oder Eiskunstlaufschiedsrichter kaum mehr eine Chance, getroffene Entscheidungen wie auch einen Pickel auf seiner Nase zu leugnen bzw. zu bemänteln. Vielmehr muss er, stramm und gebückt zugleich, vor breitester und kundigster Öffentlichkeit Rede und Verantwortung stehen.
Alle unvoreingenommenen Bildschirmkonsumenten haben die ausgewalzte Möglichkeit, in der ersten oder zweiten Reihe ihrer Wohnkultur bei Bier, Rotwein und Gebäck, im fetten Lederfernsehsessel und bei wohliger Zimmertemperatur der knallharten Be- und Verurteilung des (ungeliebten) Schwarz- oder Grünkittels beizuwohnen.
Denn in der dritten Wiederholung der fünften Spezialeinstellung begreift selbst ein unkundiger Sehgeschädigter, dass – um bei der schönsten Nebensache der Welt zu bleiben – auf dem Fußballfeld offenkundig manipuliert wird. Man sieht rot und weiß sofort, die rote Karte träfe berechtigterweise den Schiedsrichter persönlich. Wegen Unfähigkeit in Tateinheit mit schwerer Böswilligkeit. Ein lapidarer Irrtum scheint ausgeschlossen, dazu ist das ablaufende Schauspiel zu ernsthaft. Das Drama nimmt (im deutsch-korrekten Fall) seinen gerichtlichen Verlauf.
Es wird später vor juristischen Halb- und Vollprofis einer immens an Bedeutung gewinnenden Sportgerichtsbarkeit (ein eigener Bundesgerichtshof für Sport und Doping wäre künftig denkbar) über einige Stunden oder Tage oben angeführtes Zehntelsekundendelikt zur Verhandlung anstehen. Wahrscheinlich wird es dann nach exaktem Zusammentragen der wichtigsten Fakten und aller schlüssigen Fernsehbeweise auch ein gerechtes Urteil mit einem wahrscheinlich schuldigen Schiedsrichter geben.
Hoffentlich gibt es aber in diesem Jahrtausend und darüber hinaus noch viele Naive voller Selbstverleugnung und Bekennertum, die sich freiwillig als Schiedsrichter zum moralischen Abfalleimer einer stolzen Fußballnation machen lassen. Hohe Regelkenntnis, beste körperliche und geistige Verfassung, konsequente Entscheidungsfreudigkeit und absolute Unbestechlichkeit werden allerdings vorausgesetzt.

Geduld mit Libero Hans Meyer

Ein gering übertriebener Tatsachenbericht über ein spektakuläres Fußballspiel.

Eine erfolgreiche gesamtdeutsche Trainerkarriere hat den bei Funk und Fernsehen so beliebten Hans Meyer bis in die 1. Bundesliga geführt. Dort wird er seit einigen Jahren als Fußballguru und Wunderheiler gehandelt und gefeiert. Mit ihm wandelt überwiegend der Erfolg.

Man rühmt sein pädagogisches Geschick, seine Härte und seine Konsequenz gegenüber Spielern und Vereinsführungen, sein variables taktisches Vermögen und nicht zuletzt seine Originalität und Schlagfertigkeit gegenüber dankbaren Medienvertretern, die deshalb liebend gern ein paar Meyers mehr in der grausam schönen Fußballwelt als Interviewpartner hätten.

Arglos fragen wir nach den Ursachen von Qualität und Persönlichkeit dieses Mannes. Da fällt uns unschwer eine treffliche Episode in der Entwicklung dieses Herrn ein, die an dieser Stelle beschreibenswert ist.

Es war im Jahr 1987, als die Ärztefußballmannschaft des „FC Adipositas" (FC Fettleibigkeit!) Erfurt zu einem Übungsspiel gegen die von Rainer Trölitzsch betreute Ligaelf von Union Mühlhausen im Norden Thüringens antrat.

Plötzlich und unerwartet brachte Dr. Wolfgang Schuh seinen Freund Hans Meyer nach Mühlhausen mit, um die an sich schon nicht schlechte Abwehr des „FCA" stabilisieren zu wollen. Hier beginnt der persönlichkeitsbildende Effekt für den Spieler und Trainer Hans Meyer.

Ganz unkompliziert stellte ich ihn als Libero in unsere bewährte Dreierkette, nahm für ihn einen verdienstvollen Veteranen des „FCA" heraus, und das Spiel konnte beginnen. Diese Begegnung begann ähnlich, wie es im März des WM-Jahres 2006 einigen namhaften deutschen Mannschaften in Italien passierte: Schon nach acht Minuten lag der „FC Adipositas" fast uneinholbar mit 0:3 im Rückstand, wobei Hans Meyer an wenigstens zwei Gegentreffern eine nicht übersehbare Aktie hatte. Der zu dieser wichtigen Fußballdemonstration mitgereiste Fanblock des „FCA" (u. a. mit Theoretikern und Praktikern wie Reporterlegende Wolfgang Hempel, Altstars Eddi Francke, Helmut Nordhaus, Gerhard Weigel sowie Hans-Günther Hänsel, Gerhard Roth u. a.) wurde mit jedem Mühlhäuser Treffer unruhiger und ungeduldiger. Sie bedeuteten mir – dem Coach – mit Worten und Gesten, beim „FCA" sofort taktische wie personelle Änderungen vorzunehmen.

Doch ich blieb stur wie weiland Bundestrainer Jürgen Klinsmann während der WM-Vorbereitung 2006. Getreu dem Motto „Jugend forscht", vertraute ich dem Können des Hans Meyer und der gesamten Elf; man durfte nur nicht in dieser Situation jeden katastrophalen Fehler gleich auf die Goldwaage legen und den Kopf verlieren.

Mein Festhalten an diesem Konzept – und insbesondere an Hans Meyer – trug an diesem Frühlingsabend noch seine Früchte. Nach dem schnellen 0:3 ging ein merklicher Ruck durch die Mannschaft, die Namhaften und Namenlosen unseres Clubs strafften und konsolidierten sich. Am Ende eines kurzweiligen und lehrreichen Fußballspiels verloren die Erfurter zwar mit 3:5, beileibe aber nicht ihr faltengeprägtes Gesicht!
Wenn ich heute den allseits anerkannten Trainerfuchs Hans Meyer über zeitnahe und wesentliche Probleme des bundesdeutschen Fußballs dozieren höre, so denke ich ganz bescheiden, dass ihm sein damaliger Auftritt in Mühlhausen mit allen Randerscheinungen in puncto Taktik und Spielerführung durchaus geholfen haben könnte – wenigstens unbewusst.

Was uns im Nachhinein sehr ehrt!

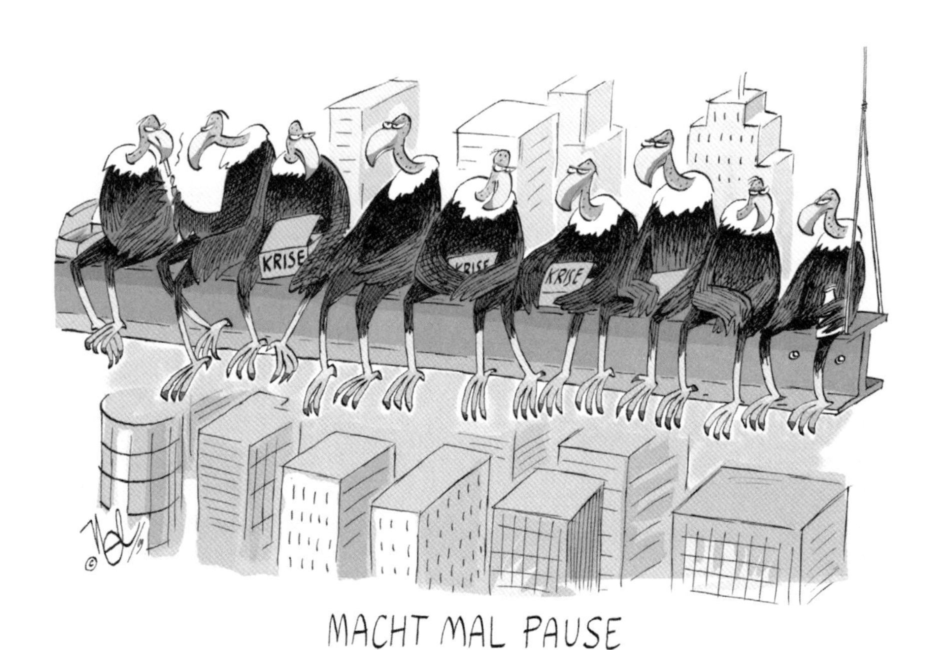

MACHT MAL PAUSE

Bullenhatz

Ein makaberer Bericht zu einem fast alltäglichen Ereignis

In der Halbzeitpause eines bestimmt nicht weltbewegenden Fußballspiels in einem großen Stadion der serbischen Hauptstadt Belgrad kommt es Ende 2007 zu einem interessanten Szenario zwischen einer Horde Gewalt suchender Hooligans und einem Polizisten. Den Polizisten nennen wir – dem sensiblen Sprachgebrauch der lockeren Gegenwart entsprechend – einfach nur Bulle. Nicht Bullenschwein. Wohlgemerkt, wir sind neutral und höflich.
Der Begriff Bulle impliziert international eine allseits akzeptierte Abwertung dieses Berufsstandes, was für die Aufgabenbewältigung eines Polizisten nicht gerade förderlich ist. Aber auch das ist Globalisierung.
Dieser eben erwähnte Bulle steckt – wie die übernational ausgestrahlten Fernsehbilder eindeutig zeigen – schlicht und einfach in der Klemme. Wir lehnen uns im bequemen Fernsehsessel aufmerksam zurück und genehmigen uns zur Feier des Tages ganz schnell noch ein Bier oder einen trockenen Wein, je nach Gemütslage. Der Bulle, mit einer Pistole bewaffnet – für uns gewaltneutrale Bürger schon eine Provokation an sich – sieht sich wie ein Stier im spanischen Pamplona von vielen Toreros bedrohlichst in die Enge getrieben. Er, der für Ordnung und Sicherheit im Interesse Friedliebender sorgen sollte, kann sich offenkundig aus der Falle nicht mehr befreien. – Die Szene entwickelt sich zum Tribunal.
Von allen Seiten der halbleeren Traversen wird der Bulle mit Steinen beworfen. Besonders mutige Hooligans schlagen auf den Wehrlosen ein oder zünden in seiner Körpernähe Leuchtraketen (Höchsttemperatur über 2000 °C!).
Obwohl es nur ein Bulle ist, bleibt uns ob dieser Brutalität beinahe das Bier im Halse stecken. Auch wir Fernsehkonsumenten sind ab und zu Menschen mit Gefühl und Mitleidsanwandlungen. Für Sekunden vergessen wir, dass es sich nur um einen verhassten Bullen handelt, der uns den harmlosen Spaß angewandter Brutalität vermiesen will. Obwohl der Bulle das Gewaltmonopol des Staates mittels Gesetz und offiziellen Waffenbesitzes verkörpert, macht er trotz Todesangst von seinen Rechten noch nicht Gebrauch. Er hält die Pistole in der Hand und zögert ihren Einsatz hinaus. Ein Teil seiner Kleidung brennt („da hat man ihm ganz schön Feuer unter dem Arsch gemacht!").
Eingedenk intensiver Polizeischulungen und der unseligen Schüsse neulich in der Nähe von Arezzo in Norditalien, wo ein verunsicherter Bulle tatsächlich einen harmlosen Fußballfan tötete, hält sich der Bulle von Belgrad – obwohl selbst schon halbtot – mit dem Einsatz der Schusswaffe besonnen zurück. Lieber tapfer sterben, aber Öffentlichkeit und Medien – die extrem gerechtigkeitsbewusst sind – kein Blut von Schuldigen auf deren Mühlen geben.

In der Situation bewundern wir den Bullen sogar. So cool sich angesichts des drohenden Todes zu verhalten … Wer weiß, wie wir uns dabei gebärden würden. Aber wir sind keine Bullen, die Frage stellt sich nicht.
In seiner Verzweiflung gehen dem Bullen dann doch die Nerven durch, er gibt zwei Warnschüsse in den dunklen Himmel von Belgrad ab. Gott sei Dank ist kein Verletzter durch einen Querschläger (Fahnen- oder Flutlichtmast) zu beklagen. Da hat der Bulle noch mal Glück im Unglück gehabt.
Massiver Polizeieinsatz beendet endlich die eskalierte Randale. Zur Beruhigung aller hat kein Randaleur Schaden erlitten. Der schwerstverletzte Bulle kommt in einer Klinik auf die Intensivstation. Also: alles paletti!
Nun ein Blick in die Zukunft: Wenn er – der Bulle – mit dem Leben davonkommt, erhält er im günstigsten Fall eine dienstliche Belobigung, weil er in beschriebener Situation Geduld und Übersicht bewahrte und keinen unbescholtenen Bürger verletzt hat. Vielleicht gibt es auch einen Tag Sonderurlaub, damit seine Psyche besser regenerieren kann.

Die mutigen Fastmörder sind – sofern greifbar – erkennungsdienstlich registriert worden. Ihnen konnte die Vorsätzlichkeit einer Straftat nicht nachgewiesen werden. Außerdem fühlten sie sich alle akut bedroht, weil der Polizist eine Pistole in der Hand hielt und jeder von ihnen sich in einer Notwehrsituation befand, da Polizisten im Regelfall keine Spielzeugpistolen tragen.

Öffentlichkeit und Medien nehmen den Ausgang der Dinge billigend zur Kenntnis. Die Spiele aller Art können nunmehr wieder unbeschwert beginnen. Auch die mit dem Leuchtfeuer.

Mal sehen, was sich die Bullen dann wieder erlauben.

Bildungs-Notstand

Im November 2007 meldet eine Zeitung, die oft Ungeheuerliches berichtet, dass Herbert Grönemeyer von den Zuschauern des ZDF zum größten Musiker der deutschen Kulturgeschichte gewählt worden ist. Vor Udo Jürgens und dem Jahrtausendgenie Wolfgang Amadeus Mozart.
Unsere leidvolle Geschichte hat schon Vieles ertragen müssen und hat sich von Irrtum zu Irrtum geschleppt. Dass die Entertainer Jürgens und Mozart dem deutschsprachigen Raum angehören, aber trotz aller Bindungen zu unserem Vaterland Österreicher sind, will ich hier nur neidvoll bemerken.
Herbert Grönemeyer ist an der zeitübergreifenden Verabsolutierung seines Könnens durch Unwissende aller Altersklassen in dieser Umfrage absolut schuldlos. Er ist ein ehrenwerter Mann, der bei hoher Musikalität und Popularität seiner Lieder sich für positive Konsequenzen auch außerhalb der Showbühne einsetzt. Die Qualitäten von Grönemeyer sind also nicht zu bezweifeln. Schon gar nicht von uns.
Neben spontaner Freude ob seines neuen historischen Stellenwertes als Künstler und Musiker, sind ihm selbst im Nachhinein bestimmt und verständlich Zweifel an dem Ergebnis dieser Wahl gekommen. Vielleicht ist es ihm sogar peinlich, vor Bach, Beethoven und Brahms – und natürlich vor Mozart – genannt zu werden. Denn Adel verpflichtet, und ein so kritischer Mensch wie Grönemeyer wird diese Auszeichnung wahrscheinlich als ungewollte Bürde empfinden. Sogar als Last, die behindern kann.
Nein, es geht nicht um anerkannte Fähigkeiten und Qualitäten von Herbert Grönemeyer. Es geht um das Niveau der vielen anonymen Juroren, die mit den Leistungen der größten Heroen unserer Musikgeschichte nicht vertraut sind, weil eine armselige Bildung im Elternhaus und schulischen Einrichtungen sie nicht damit vertraut gemacht hat.
Armes Deutschland: wenn das geistige Niveau das materielle eines Volkes unterschreitet, müssten die Alarmglocken bei den Verantwortlichen im Staate in tausend Disharmonien erklingen.
Der schleppende Verlust der Hausmusik, verbunden mit dem unaufhaltsamen Siegeszug der elektronischen Tonträger, hat nicht allein das Dilemma von Unwissen und Ignoranz schonungslos bloßgelegt, sondern weist ebenso markant auf die jahrelangen Versäumnisse einer chronisch unterernährten musischen respektive musikalischen Bildung der deutschen Spaßgesellschaft hin.

„Ein bisschen Spaß muss sein ...“, so zitiert seit Jahren der liebenswerte Roberto Blanco ohne Arg das oberflächliche Credo seiner Zeit.
Doch: irgendwo hört der Spaß auch auf. Sonst folgt der Traurigkeit nur noch Trauer.

JULI 2008

Was Weimar fehlt.

Eine etwas andere Hommage auf eine große kleine Weltstadt.

Weimar – du Ort der Genien, der Dichter und Denker, Weimar – du Stadt der großen und kleinen Geister!
Nein, Weimar fehlt nichts. An sich hat Weimar alles. Alles, was andere Groß- und Kleinstädte dieser Welt nicht haben. Weimar hat eine große Vergangenheit und aktuellen Esprit, der ähnlich einer geschüttelten Champagnerflasche ständig aus ihr überquillt und sich landesweit nach allen Seiten ergießt. Bis in die entlegensten Kulturwinkel dieser Erde.
Obwohl ohne nennenswerte Industrie, ist Weimar eine bedeutende Handelsstadt. Weimar handelt mit Kultur und Geist. Welches urbane Gebilde kann das von sich und unbefangen sagen?
Weimar war deshalb zu Recht 1999 Kulturhauptstadt Europas. Und Weimars Bahnhof ist als Kulturbahnhof ausgeschildert. Was immer das auch heißen möge. Nicht die Bratwurst – das triviale Symbol des geschichtsträchtigen Thüringen – sondern Kultur in allen Varianten und Potenzierungen stellt selbstredend das unverwechselbare Markenzeichen Weimars dar.
Außerdem strahlte Anfang des vergangenen Jahrhunderts für eine kurze Zeit die Weimarer Republik politisch-progressiv weit über die Grenzen Deutschlands hinaus. Deshalb sind die Weimarer stolz. Berechtigt stolz auf die Kulturschätze und den Geist, den die verblichnen Geister der Stadt noch heute versprühen.
Allein die Verwechslung mit einer Hunderasse namens Weimaraner macht sie zornbebend. Ebenso das Stigma, trotz erhabener historischer Größe nicht mehr Landeshauptstadt eines rudimentären Ländleins zu sein.
Alles das macht die wehrhaften Kulturbürger Weimars mit Recht böse und aggressiv. Auch die in den letzten Jahren in Scharen Zugereisten, die ihren Lebensmittelpunkt – tatsächlich, es heißt so – bewusst in Weimar gesucht und gefunden haben, sind schon nach kürzester Assimilationszeit echte Weimarer geworden.
Manche identifizieren sich schon so mit ihrer Wahlheimatstadt, dass sie fast denken, sie wären in Weimar geboren.
Aber dieses Adelsprädikat lassen sich natürlich die uralten Weimarer nicht so ohne weiteres wegnehmen. Da gehört schon mehr dazu, als ein paar Jahre an der Ilm zu leben.
An sich – und gemessen an seiner exorbitanten Bedeutung – ist Weimar im Grunde zu klein. Manche Anschauungen und Entscheidungen von Ureinwohnern und deren gewählten städtischen Vertretern erscheinen außerorts geradezu provinziell. Viele hal-

ten sich an Vielem fest, überbetonen oder unterschätzen den wahren Wertgehalt Weimars. Goethe, Schiller, Wieland, Herder, Bach, Liszt, Anna Amalia, Herzog Karl-August, Maria Pawlowna, Christiane Vulpius und die Frau von Stein – Namen wie Perlen an einer Kette – sind unverwechselbare Synonyme Weimars. Sie haben den Nachgeborenen hohe Maßstäbe von Vernunft und Weitblick gesetzt, die heute von Fall zu Fall Probleme bereiten.
Nicht zuletzt prägten neuzeitlich die uns immer gegenwärtigen Bauhausprotagonisten Gropius, Mies van der Rohe, Kandinsky, Klee, Itten und Feininger den erhabenen Ruhm des weltläufigen Weimar mit. Desgleichen der Philosoph Friedrich Nietzsche im 19. Jahrhundert. Wer bietet mehr.

Goldene, silberne, bronzene Kunstepochen sind immanenter Bestandteil Weimars. Weimar war und ist für seine Bürger und für uns – sich immer demutsvoll Nähernde – einfach perfekt.

Fast perfekt. In den letzten Monaten hat sich nämlich ein Makel eingeschlichen. Natürlich nur ein kleiner Makel, der aber Weimarer, Zugereiste und Weimarfreunde schockiert und betroffen macht: Schillers Schädel ist nicht dort, wo er hingehört. Die Fürstengruft ist schädelverwaist.
Der Fluch modernster Untersuchungsmethoden hat uns dieses Desaster beschert. Schiller ist dort, aber nicht sein Schädel. Und dann die provozierende Frage: wer hat ihn? Lebt der tote Schädel noch, gibt es Fremdnutzung? Bange Gedanken umfangen uns. Wir trauern mit Weimar. Aber Weimar hat ja noch den vollständigen Goethe. Das macht Mut.
Seit dem Raub der Sabinerinnen und anderer Frauen, hat uns nur wenig in der ungeordneten Welt so bewegt wie diese makabre Tatsache, die den Ruf Weimars auf das Schlimmste beschädigen könnte.
Vielleicht gelingt es in absehbarer Zeit einem ebenso klugen Weimarer Kopf, wie Schiller es war, Licht in das kriminelle Dunkel des Residenz-Stadels Weimar zu bringen.
Oder war es nur ein lapidares Versehen schlecht bezahlter Leichenbestatter, die achtlos den Schädel vertauschten? Böswilligkeit ist niemand zu unterstellen. Vor allem nicht im kunstgeläuterten Weimar.
Wir allerdings, die wir Weimar Weimars wegen lieben, lassen uns nicht von der schrecklichen Bedrängnis der dortigen Kulturbürger leiten. Wir, die wir nicht in Weimar – dem kulturellen Zentrum dieser Welt – leben, sehen mit wohlwollendem Abstand und trotz kleiner Misshelligkeiten die Sonne über Weimar nicht untergehen. Auch eine eiserne Epoche der Stadt, die mit dem Fehlen Schillers Schädel ohne Zweifel bereits angebrochen scheint, kann uns nicht schrecken.

Wir Nichtweimarer lassen uns unser idealisiertes Weimar von niemand und keinem nehmen. Mit und ohne Schillers Schädel.
Für uns ist und bleibt Weimar einfach perfekt.

P.S.:
Sollte neuerdings – neben Schillers Schädel – auch das Haus der Frau von Stein auf der ideellen Verlustliste Weimars stehen, so fänden wir Weimar erstmalig nicht mehr perfekt.

•

Kulturbürger

Allein wer in Weimar wohnt, hält sich bereits für goethegeadelt.

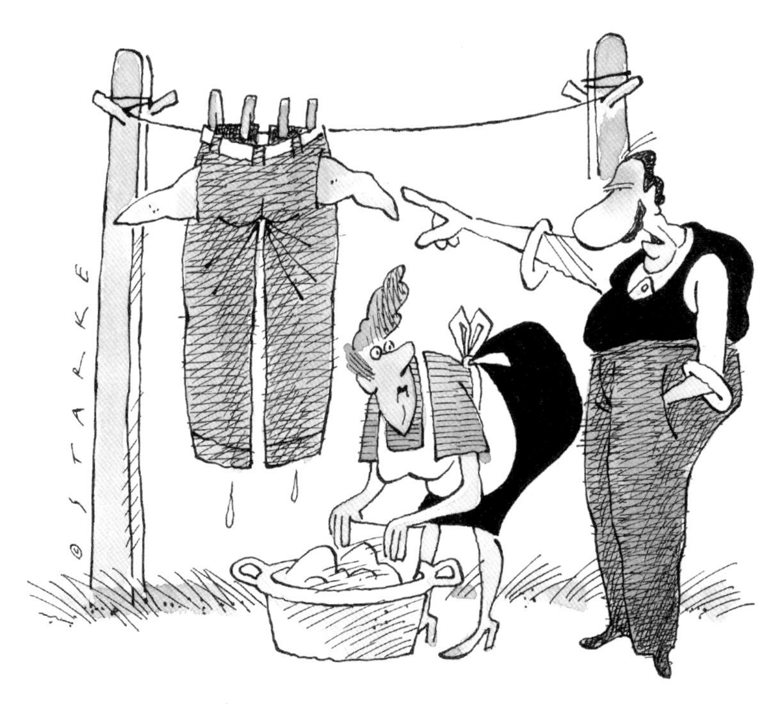

„STECK' DIE HOSENTASCHEN WIEDER REIN! – SONST DENKEN DIE NACHBARN SOFORT AN INSOLVENZ !"

Lob der reifen Frau

Es bedeutet Selbstverständlichkeit, wenn man jung und schön ist, von allen Seiten Applaus zu erhalten und Angebote, die an Qualität und Vielfalt einem schon den Kopf verdrehen können. Besonders wenn dort nicht viel Vernunft und Bescheidenheit wohnen. Noch leichter fallen es Jugend und Schönheit, mit Charme gepaart, sich lächelnd durchzusetzen. Für diese Dreieinigkeit stehen Hunderte an jeder Straßenecke, die spontan bereit sind, jener Frauen wegen illustre Taten zu vollbringen oder überschwängliche Lieder zu singen. Herrlichkeit für alle, die so begehrt und umschwärmt werden.
Doch für die Erwähnten schlägt irgendeinmal die Stunde, da die angeborenen Zauberkräfte verblassen und nur übrig bleibt, was wirklich Bestand hat. Da gibt es für einige ein böses Erwachen, die glaubten, Jugend und Schönheit seien ein Geleitbrief bis in fortgeschrittene Zeiten. Denn hier trennt sich die Spreu vom Weizen. Ein Teil, der leichtere, wird schnell verweht und der andere gewinnt an vorher nicht vermuteten Werten.
Besonders die Frauen sind zu loben, die im Laufe von Jahren an Liebe und Leid, herbsüß wie ein süffiger Wein gereift sind, nun genau wissend, wie es im Leben zugeht.
Sie haben – wie die Trauben im Frühherbst – schon Kälte und Frost erlebt, sind durch unterschiedlichste Erfahrungen wissender und geheimnisvoller geworden.
Alles das hat ihre Reize gemehrt und die wachsende Fähigkeit, mit diesen Kostbarkeiten umzugehen.
Jene, die sich früher zu lange verweigerten oder aus vollen Brüsten nur allzu schnell gaben, treffen sich nach einem langen, freudig-entbehrungsreichen Wege wieder. An einem Punkt, wo die Natur anscheinend noch einmal alle gleich gemacht hat.
Das Wissen um die unwiederholbare Vergangenheit, um die Einmaligkeit der Jugend, hat sie aufgeschlossen und empfänglicher für das Wesentliche gemacht. Nicht, dass sie bewusst unter dem Zwang stünden, genießen zu müssen. Vielmehr genießen sie jetzt bewusster.
Die Wiese wird dort beweidet, wo sie noch sattgrün und saftig ist. Wer kommt, wird nicht gleich und ohne Prüfung genommen, aber auch nicht ungeprüft und schroff abgewiesen. Die Natur hat eine Balance der sinnlichen Reife hergestellt.

Es sind Frauen, deren Lust sich in späteren Jahren vornehmlich mit dem belächelten Griff zu Kaffee, Likör und Torte illustrieren lässt, die vergilbte Fotografien in den zitternden Händen halten und noch einmal den sanften Versuch des Genießens im Nachempfinden einer für sie dann ausgeschöpften Vergangenheit wagen. Diese Frauen, die ein Leben lang treu und untreu, lieb und weniger lieb, fleißig und redlich und fruchtbar waren, schmücken sich nochmals mit Blumen, die dieser herbstliche Frühling für sie bereit hält.

Und wir sitzen ihnen gegenüber, erschauen die kleinen und großen Falten hinter dem Rouge der Kosmetik, erraten teilweise ihre gereift-jugendlichen Gedanken und kokettieren mit ihnen.
Sofern wir überhaupt Blick und Gefühl haben, diesen herrlichen Abgesang zu begreifen.

•

Relation:

Wir schreiben das Jahr 2007. Neuzeit. Gegenwart!
Da werden irgendwo in unserer Welt drei Christen – allein wegen und trotz ihres friedlichen Glaubensbekenntnisses - bestialisch ermordet. Doch kein hörbarer Schrei der Empörung artikuliert sich in hiesigen Regionen. Stattdessen demonstrieren deutsche Bürger solidarisch – wie berechtigt – gegen Fremdenfeindlichkeit, wehren sich Migranten in Deutschland lautstark gegen Kopftuchverbot und Mohammed – Karikaturen.
Wir in Europas Mitte haben neuerdings weder Geist, Moral noch Kraft, um uns gegen Tötung aus religiösen (oder ideologischen) Motiven aufzulehnen, zumindest, wenn diese nicht in unmittelbarer Nachbarschaft geschieht.
Zu schnell haben wir die Lehren aus der blutfordernden Christianisierung vergangener Jahrhunderte vergessen.
Vergessen auch Lessings „Nathan der Weise“, der schon vor über zweihundert Jahren den Willigen das Toleranzkonzept für heute in die Hand gab.

Der alltägliche Januskopf.
Eine Beobachtung,
keine Definition

Wenn wir einen menschlichen
Körper spalten, folgt
unweigerlich der Tod.
Spalten sich aber Geist und Moral
des Menschen,
so erleben wir vielfach
ein erstaunliches Phänomen:
die Betroffenen sind gar nicht betroffen,
sondern leben mit ihrem veränderten Zustand
zufrieden weiter,
weil sie nicht erkennen oder
erkennen wollen,
wie krank sie wirklich sind.
Ihr Wahrnehmungsverhalten registriert
allenfalls noch Defekte anderer,
nicht jedoch mehr die eigenen.
Unser Alltag quillt über
von solchen Fällen.
Und wir gehören oftmals dazu.

•

Das ewig menschliche Bedürfnis,
überall bestehende Regeln und Pflichten zu lockern
oder diese völlig aufzuheben, tangiert die
Fundamente allgemeiner Produktivität.
Denn Kreativität ohne angemessene
Disziplin wirkt auf Dauer unproduktiv.
Selbst die das blinde Chaos predigen, sind
bei der Strafe ihres Unterganges von der
Disziplin anderer abhängig.

Hans im Steuerglück

Wenn das Private – schon mehrfach Besteuerte –
danach noch zusätzlich mehrfach besteuert wird,
fühlt sich der Vielfachbesteuerte
wie im Märchen „Hans im Steuerglück".
Sein Gewinn oder mühsam Erspartes hat sich
drastisch auf überschaubare Größen reduziert.
Und sein Glaube an die Gerechtigkeit des Staates ebenfalls.

•

Weltwirtschaftskrise

Der Respekt vor der Dimension Milliarden
ging schon vor Jahren verloren,
als Millionen zu „Peanuts" abgewertet wurden.

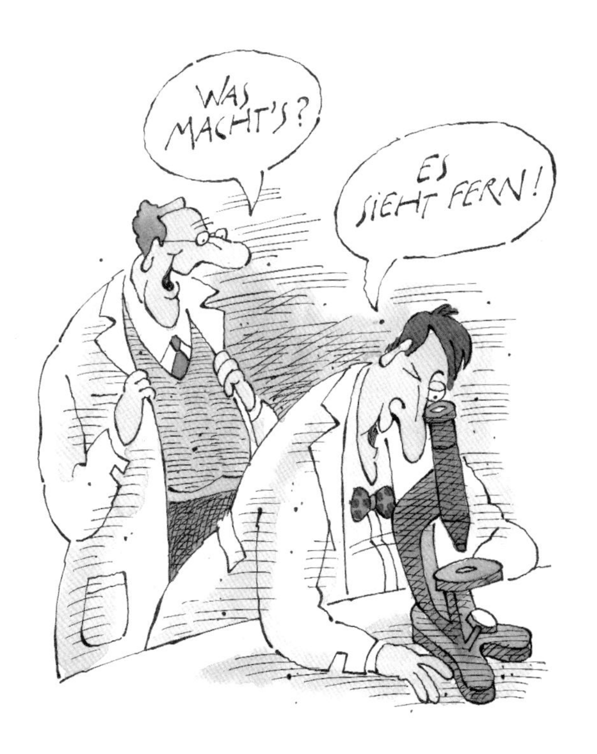

Schriftbilder

Über das Schriftbild der Ärzte – vornehmlich traditionelle Rezepte und Unterschriften betreffend – gehen die Meinungen auch wohlmeinender Betrachter nicht weit auseinander. Den Medizinern wird allgemein eine schlechte und vor allem unleserliche Handschrift attestiert. Das hat Ursachen in der Hatz des beruflichen Alltags, was das erwähnte Urteil allerdings auch nicht mildert. Doch es gibt rühmliche Ausnahmen.
Mein verehrter klinischer Lehrer Professor August Sundermann – weitbekannter und strenger Ordinarius für Innere Medizin an Erfurts nunmehr erfolgreich beerdigter Medizinischer Akademie, Erzieher vieler Studenten und Ärzte – hatte selbst ein bemerkenswert schönes und deutliches Schriftbild. Zusätzlich fesselte er in seinem Kolleg und bei wissenschaftlichen Vorträgen mit wohlverständlicher Artikulation der Sätze. Zu Ärzten und Studenten, die handschriftliche Texte oder ihre Unterschriften nicht lesbar oder in abstrakter Form zu Papier brachten, sagte er ironisch: „Schämen Sie sich Ihres Namens, dass Sie ihn so unlesbar entstellen oder können Sie nicht richtig schreiben?"
Im Übrigen forderte er – wie jeder verantwortungsbewusste Lehrer – generell für alle und von allen eine lesbare Schrift und verständliche Aussprache. „Denn Sprache und Schrift sollen zur Verständigung der Menschen dienen und nicht zur Verschleierung von Identität, Gedanken und Problemen!"
Womit er nicht nur die Mediziner in die Pflicht nahm. Und, recht überlegt, scheint das Sundermannsche Credo immer mehr an Bedeutung zu gewinnen.

•

Amboss oder Hammer sein

Auch unser tägliches Befinden ist gespalten. Einmal in unser eigenes Hoch und Leiden. Zum anderen werden wir stark beeinflusst vom Befinden anderer, die uns unmittelbar begegnen. Manchmal ist dann deren Befinden schon unser eigenes. Nicht, weil wir keinen Charakter hätten, sondern weil andere ihren nicht immer ausgeglichenen Charakter wie einen schweren Schmiedehammer auf unseren sensiblen Amboss der Empfindsamkeiten schlagen.
Umgekehrt geschehen, würden diese seelischen Schlägertypen schon nach kurzer Zeit zusammenbrechen.
Dann sähe wohl die kleine Welt um uns herum noch zerstörter und unharmonischer aus. Und dementsprechend auch unser tägliches Befinden.

Fragen und Antworten

Die Beantwortung der Fragen nach dem
Warum und Woher hat uns in der Jugend
viel Kraft und Zeit geraubt.
Jetzt, da wir trotz unbefriedigender Antworten älter und
leider auch kraft- und zeitärmer geworden sind,
stellen wir von Fall zu Fall bescheidenere Fragen
an das Leben: z. B. wozu und wohin?
Und überhaupt.

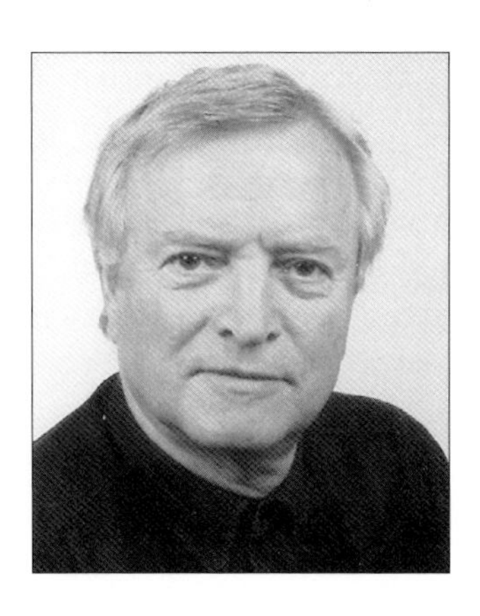

Siegbert Kardach (Dr. med.)

Geboren 1940 in Breslau. Schulzeit in Sömmerda/Thür. 1959 vorklinische Semester Humanmedizin an der Humboldt-Universität Berlin, 1962 klinische Ausbildung an der Medizinischen Akademie Erfurt. 1966 Facharztausbildung Innere Medizin in Erfurt. Ab 1970 ärztlicher Leiter für spezialisierte medizinische Betreuung im Bezirk Erfurt und Internist an der Poliklinik Süd. Von 1991 bis 2005 niedergelassener Internist in Erfurt.
Veröffentlichungen in Tagespresse und Rundfunk. 1997 erschien die Aphorismensammlung „Befunde und Diagnosen. Fehldiagnosen inbegriffen". 2003 folgte der Aphorismenband „Befindlichkeitsstörungen".
Siegbert Kardach ist Mitglied im Bundesverband Deutscher Schriftsteller-Ärzte.

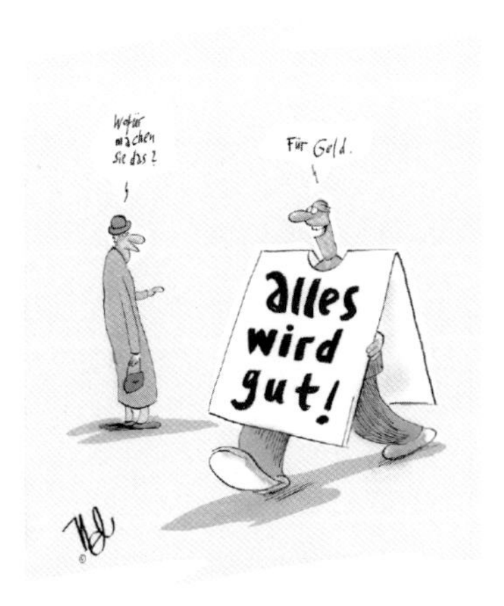